VINISHA BAJAJ
ABHAY KOLTE

COLOCAÇÃO IMEDIATA DE IMPLANTES COM PROVISIONALIZAÇÃO E ENXERTO

VINISHA BAJAJ
ABHAY KOLTE

COLOCAÇÃO IMEDIATA DE IMPLANTES COM PROVISIONALIZAÇÃO E ENXERTO

ScienciaScripts

Imprint
Any brand names and product names mentioned in this book are subject to trademark, brand or patent protection and are trademarks or registered trademarks of their respective holders. The use of brand names, product names, common names, trade names, product descriptions etc. even without a particular marking in this work is in no way to be construed to mean that such names may be regarded as unrestricted in respect of trademark and brand protection legislation and could thus be used by anyone.

Cover image: www.ingimage.com

This book is a translation from the original published under ISBN 978-620-8-17010-3.

Publisher:
Sciencia Scripts
is a trademark of
Dodo Books Indian Ocean Ltd. and OmniScriptum S.R.L publishing group

120 High Road, East Finchley, London, N2 9ED, United Kingdom
Str. Armeneasca 28/1, office 1, Chisinau MD-2012, Republic of Moldova, Europe
Printed at: see last page
ISBN: 978-620-8-22862-0

AVALIAÇÃO COMPARATIVA DA COLOCAÇÃO IMEDIATA DE IMPLANTES E PROVISIONALIZAÇÃO COM E SEM ENXERTO ÓSSEO ENRIQUECIDO COM CGF. UM ENSAIO CLÍNICO RANDOMIZADO E CONTROLADO.

Por

DR. VINISHA BAJAJ

Conteúdo

Abbreviation	Full form
IIPP	Immediate Implant Placement and Provisionalization
BMPs	Bone Morphogenetic Proteins
DFDBA	Demineralized Freeze-Dried Bone Allograft
PRF	Platelet Rich Fibrin
CGF	Concentrated Growth Factor
PRP	Platelet Rich Plasma
GF	Growth Factor
vs.	Versus
TGF	Transforming Growth Factor
CBCT	Cone Beam Computed Tomography
VAS	Visual Analog Scale
ANOVA	Analysis of Variance
ANCOVA	Analysis of Covariance
Ncm	Newton Centimeter
UNC-15	University of North Carolina-15
mPI	Modified Plaque Index
mSBI	Modified Sulcular Bleeding Index
PPD	Probing Pocket Depth
CBH	Crestal Bone Height
BBT	Buccal Bone Thickness
RW	Ridge Width
VD	Vertical Distance
JS	Jump Space
RA	Radiolucent Area
GT	Gingival Thickness
SRP	Scaling and Root Planing
RVG	Radiovisiography
µm	Micrometer
FOV	Field of View

Introdução

Uma das opções de tratamento mais eficazes para um dente em mau estado é a sua substituição por um implante. O objetivo da investigação mudou da sobrevivência do implante para uma melhor manutenção dos tecidos moles e duros. A prática de colocar implantes imediatamente após a extração, por vezes em conjunto com a provisionalização imediata, está a tornar-se cada vez mais generalizada. Esta propensão é provavelmente provocada, entre outras coisas, por mudanças nas tendências sociais, pacientes exigentes e a necessidade de resultados rápidos. [1] O momento da inserção do implante e da provisionalização pode ter um impacto nos tecidos moles e duros peri-implantares, o que pode ter um impacto no resultado estético e centrado no paciente.

Terminologias para a calendarização da colocação de implantes e protocolos

O Professor Wilfred Schulte supervisionou uma fase pioneira de investigação sobre a colocação imediata de implantes dentários (1975-1989) e introduziu o implante imediato Tubinger em cerâmica. Devido a um aumento das fracturas de implantes, o titânio acabou por substituir a cerâmica como material de eleição para implantes na década de 1990. A maior indicação para implantes imediatos foi durante a fase de tentativa e erro da colocação imediata de implantes (1990-2003), que envolveu a regeneração óssea guiada utilizando membranas de barreira para defeitos peri-implantares.

Os termos "imediata", "precoce" e "tardia" para a colocação de implantes após a extração foram amplamente adoptados. [2,3] Aqui, imediato refere-se à colocação do implante no mesmo dia da extração, precoce refere-se à colocação do implante após a cicatrização dos tecidos moles 4-8 semanas após a extração, bem como precoce refere-se à colocação do implante após a cicatrização óssea parcial 12-16 semanas após a extração, e tardio refere-se à colocação do implante após a cicatrização óssea completa, que é mais de 6 meses após a extração.

Colocação imediata de implantes

O método de colocação de um implante num alvéolo de extração recente foi introduzido pela primeira vez em 1970 por **Schulte** e **Kleineiken Scheidt**, e **Lazzara** melhorou-o em 1989. A colocação e provisionalização imediata de implantes (IIPP) de Wohrle de um único implante maxilar anterior em 1998 estabeleceu o precedente para outros seguirem. Uma das melhores coisas da IIPP é a forma como funciona para maximizar o sucesso estético, mantendo a estrutura óssea e gengival que é favorecida pela restauração temporária.

Extração atraumática para colocação imediata de implantes

Os ramos anterior, médio e posterior da artéria alveolar superior, bem como a artéria bucal, são as fontes de vascularização da superfície bucal da crista na maxila. A artéria vestibular vasculariza o osso facial na mandíbula. Particularmente, o ligamento periodontal (PDL), o periósteo e o espaço endosteal são as três fontes vasculares das quais o osso recebe seu suprimento sanguíneo. A reabsorção óssea pode ser causada por uma interrupção no fornecimento de sangue ao osso. Por exemplo, a vascularização gerada a partir do PDL é interrompida durante as extracções dentárias sem retalho, deixando para trás duas fontes de fornecimento de sangue. Por outro lado, a elevação de um retalho durante a extração cirúrgica ameaça o periósteo, uma segunda fonte vascular.

Consequentemente, até que a angiogénese ocorra e o fornecimento de sangue periosteal seja restaurado, resta apenas uma fonte de fluxo sanguíneo para o osso vestibular (medula endosteal). O osso bucal para implantes dentários é constituído normalmente por osso cortical e esponjoso. Devido a um fornecimento vascular reduzido, o osso facial fino, que tem uma maior proporção de osso cortical do que de osso esponjoso, pode ser mais propenso à reabsorção. Um osso facial denso para um implante, em comparação, tem um fornecimento de sangue superior e é menos suscetível de sofrer perda óssea. [4] Por conseguinte, a colocação imediata de implantes sem retalho é defendida em vez da elevação de um retalho nestes casos.

Limitações da colocação imediata de implantes

Esta técnica tem algumas limitações, uma das quais é o espaço entre o implante e a parede do alvéolo próximo da região coronal, causado pela incompatibilidade de tamanho entre o implante e o alvéolo dentário de grandes dimensões encontrado imediatamente após a extração dentária. [5] No entanto, a colocação do implante diretamente no alvéolo imediatamente após a extração do dente reduz o tempo total de tratamento e também preserva o rebordo alveolar e evita a migração dos dentes adjacentes para o espaço edêntulo.

Espaço de salto (JS) e necessidade de enxerto ósseo

Sem materiais de enxerto ósseo, o espaço entre o alvéolo e o implante (designado por "Jump Space") não pode ser preenchido. Dada a sua capacidade de promover a osteogénese, a osteoindução e a osteocondução, o material de enxerto ósseo autólogo é considerado o padrão de ouro. No entanto, o desenvolvimento da área doadora resulta em defeitos secundários, maior trauma e uma colheita complicada e restrita.

Foram identificadas diferentes combinações de enxertos (enxertos de osso e/ou tecido conjuntivo) e métodos de carga (carga imediata vs. carga precoce/convencional) para estudos de implantes imediatos. Quando uma estratégia de tratamento de extração sem retalho e colocação de implantes foi combinada com enxerto ósseo, enxerto de tecido conjuntivo e colocação de uma coroa provisória imediata, observou-se a menor variação nos resultados. [6] Numerosos estudos aconselharam a utilização de um material de substituição óssea na JS para evitar a remodelação do alvéolo e promover o crescimento de osso novo, de modo a preservar o volume do alvéolo. Sabe-se que as proteínas morfogenéticas ósseas (BMPs) têm propriedades osteoindutoras, e o aloenxerto ósseo desmineralizado liofilizado (DFDBA) contém BMPs 2, 4 e 7 que apoiam a osteoindução. O DFDBA normalmente decompõe-se mais rapidamente, permitindo a formação de osso novo. A cascata biológica da qual as BMPs fazem parte envolve a quimiotaxia, a ligação à matriz, a proliferação celular e a diferenciação em cartilagem, osso e medula óssea. [7] A principal vantagem dos aloenxertos é que, apesar de não possuírem células vitais, podem ter qualidades mecânicas semelhantes às do osso autógeno e podem conter a matriz colagénica e as proteínas presentes no osso natural. Semelhante ao funcionamento do osso autólogo, com exceção do tempo cirúrgico reduzido necessário para a implantação e da sua maior disponibilidade, são vantagens aparentes em relação ao osso autógeno.

Concentrados de plaquetas na colocação imediata de implantes

A segunda geração de concentrados de plaquetas, fibrina rica em plaquetas (PRF) e factores de crescimento concentrados (CGF), utiliza apenas o sangue venoso do doente para ativar as plaquetas e provocar a polimerização da fibrina. Quando o PRF e o CGF são aplicados sobre enxertos ósseos em vez da membrana de barreira convencional, a regeneração dos tecidos é acelerada. Ao contrário do PRF, que utiliza uma velocidade de centrifugação constante, o CGF produz uma matriz de fibrina consideravelmente maior, mais densa e mais rica em factores de crescimento. Desde 2010, os investigadores revelaram um novo método para criar "osso pegajoso" - uma matriz de enxerto ósseo que foi reforçada com hormonas de crescimento. O osso pegajoso estabiliza o enxerto ósseo no defeito, o que acelera a cicatrização do tecido e reduz a perda óssea durante o processo de cicatrização.

Factores de crescimento concentrados na colocação imediata de implantes

O processo de osseointegração tem sido facilitado por vários métodos sugeridos na literatura, incluindo a alteração da topografia do implante, da morfologia da superfície, da rugosidade, da energia da superfície, do endurecimento por deformação, da composição química, da presença de impurezas, da espessura da camada de óxido de titânio e da presença de compósitos não metálicos e metálicos. [8] A regulação da cicatrização após a implantação de um implante é outra estratégia para acelerar a osteointegração. Aqui reside o papel das moléculas bioactivas conhecidas como factores de crescimento (GFs). Uma fonte natural de GFs, as plaquetas contêm GF semelhante à insulina, GF derivado de plaquetas, GF transformador (TGF)-1 e -2 (TGF-2), GF de fibroblastos, GF endotelial vascular e outros GFs que promovem a angiogénese, a remodelação da matriz e a proliferação celular. **Sacco** criou o CGF no ano de 2006. É produzido através da centrifugação de sangue venoso, que concentra as plaquetas numa camada de gel feita de uma matriz de fibrina que é rica em FGs e leucócitos. O CGF actua provocando a desgranulação dos grânulos alfa das plaquetas, que são cruciais para a rápida cicatrização de feridas.

Em comparação com outras preparações à base de plaquetas, como o PRF e o PRP, descobriu-se que o CGF contém mais GFs. Para além disso, ao contrário do PRP, o CGF não se dissolve rapidamente após a aplicação. A CGF pode emitir FGs durante pelo menos 13 dias. [9] Estudos efectuados in vitro demonstraram o valor da FGC na estimulação da reparação óssea em redor de implantes. Os seus potenciais benefícios também foram mencionados em investigações em animais.

Provisionalização após colocação imediata de implantes

Os métodos de colocação de implantes podem ser classificados como operações de duas ou de uma fase. São necessárias duas intervenções cirúrgicas quando se utiliza a abordagem em duas fases, também designada por técnica submersa. Na primeira, o corpo do implante é inserido no osso. A plataforma do implante é depois ligada a um parafuso de cobertura, que é depois coberto pela mucosa oral. A segunda intervenção tem lugar três a seis meses mais tarde, quando o implante é exposto cirurgicamente e é ligado um pilar de cicatrização.

Na técnica de uma fase (também conhecida como não submersa), a parte coronal do implante é posicionada acima da crista do osso alveolar, passa através do tecido mole peri-implantar e é deixada

descoberto e exposto ao ambiente oral durante o processo de cicatrização. Neste método, uma restauração pode ser fixada ao implante imediatamente ou numa altura posterior. Um sistema de implantes com um desenho de uma ou duas peças pode ser utilizado com esta abordagem cirúrgica. [10] A osseointegração bem sucedida já não é o único objetivo da implantologia contemporânea. As restaurações definitivas devem ser rodeadas por um ambiente de tecido mole e duro que seja harmonioso com a dentição pré-existente para serem consideradas bem sucedidas.

A terapia com implantes dentários deve alcançar um resultado cosmético desejável e uma osteointegração funcional para ser bem sucedida na zona estética. Pode ser difícil proporcionar harmonia, equilíbrio e continuidade entre uma restauração de implante e a dentição natural próxima em termos de arquitetura gengival. Após a extração do dente, a colocação imediata de implantes e a provisionalização demonstraram ser uma opção de tratamento previsível com menos procedimentos cirúrgicos necessários para restaurar um dente em falta na zona estética. [11] Para gerar um bom contorno de tecido mole, foi sugerida a colocação de uma restauração provisória num único implante na zona estética, especialmente quando é utilizada a colocação imediata de implantes.

Utilização da Tomografia Computorizada de Feixe Cónico (CBCT) na colocação de implantes

A TCFC, uma ferramenta de imagiologia tridimensional (3D) para o rastreio e o planeamento do tratamento em medicina dentária, foi criada independentemente por **Arai, Mozzo, et al.**[12] Uma vez que a TCFC é uma imagem 3D e, por conseguinte, reconhece mais eficazmente as estruturas dentárias 3D do que as radiografias 2D, apresenta vantagens em relação aos raios X 2D. A utilização da CBCT também reduziu as taxas de insucesso na colocação de implantes e permite instalar implantes em segurança sem pôr em risco tecidos importantes. No caso de enxertos, a CBCT pode ser utilizada para avaliar a localização do implante e do enxerto ósseo após a cirurgia.

Por conseguinte, nestes casos, deve ser efectuada uma TCFC pós-operatória imediata e um acompanhamento de 12 meses para avaliação comparativa dos tecidos duros e moles na colocação imediata de implantes, especificamente com enxerto ósseo.

A quantidade de artefactos de dispersão de metal, pelo contrário, é bastante reduzida quando se utiliza a TCFC em comparação com a tomografia computorizada. Numa investigação clínica, Naitoh et al. (2010) avaliaram a probabilidade de contacto osso-implante e demonstraram que a arquitetura óssea em torno de implantes de incisivos, com e sem enxerto ósseo, pode agora ser detectada com precisão por TCFC. [13,14] A utilização da TCFC para diagnóstico, planeamento de implantes, orientação cirúrgica e avaliação pós-implante em implantologia também foi referida no Consenso do Congresso Internacional de Implantologistas Orais.

Lacuna na literatura

A utilização de implantes dentários unitários pós-extração imediata e de enxertos ósseos para aumentar a estabilidade dos implantes e a taxa de sobrevivência não é apoiada por investigação suficiente. Para compreender a eficácia dos materiais de enxerto ósseo com implantes pós-extração imediata, são necessários mais ensaios clínicos randomizados cuidadosamente concebidos. De acordo com as normas fornecidas pela organização Consolidated Standards of Reporting Studies (CONSORT) (http://www.consortstatement.org), esses ensaios devem ser planeados e publicados.

Existe uma escassez de literatura e de investigação in vivo que examine as alterações dos tecidos duros e moles utilizando enxerto ósseo enriquecido com CGF, apesar de numerosos estudos terem apoiado a utilização de diversos materiais de enxerto na colocação imediata de implantes juntamente com a provisionalização.

Assim, o objetivo deste ensaio clínico controlado e aleatório é avaliar os efeitos clínicos e radiográficos da colocação e provisionalização imediata de implantes com e sem enxerto ósseo enriquecido com FGC nos tecidos duros e moles da região estética maxilar, clinicamente e através de tomografia computorizada de feixe cónico.

Metas e objectivos

O objetivo do presente estudo é avaliar e comparar as alterações dos tecidos duros e moles na colocação imediata de implantes com provisionalização com e sem enxerto ósseo enriquecido com FGC, clínica e radiograficamente, utilizando a TCFC.

OBJECTIVOS

1. Avaliar e comparar as alterações dos tecidos duros na colocação imediata de implantes com provisionalização com e sem enxerto ósseo enriquecido com CGF na linha de base e 6 meses após a cirurgia, utilizando TCFC.

2. Avaliar e comparar as alterações dos tecidos moles na colocação imediata de implantes com provisionalização, com e sem enxerto ósseo enriquecido com CGF, no período basal e 6 meses após a cirurgia, utilizando TCFC.

3. Avaliar os tecidos moles peri-implantares com TS.

4. Avaliar e comparar a hemorragia à sondagem e a profundidade de sondagem à volta dos implantes na colocação imediata de implantes com provisionalização, com e sem enxerto ósseo enriquecido com CGF, no início e 6 meses após a cirurgia.

5. Avaliar a satisfação do doente utilizando a escala VAS.

Revisão da literatura

1) Extração atraumática sem retalho para colocação imediata de implantes na zona estética com provisionalização:

Mijiritsky E et al (2009)[15] avaliaram a sobrevivência a longo prazo (até 6 anos de seguimento) de implantes unitários colocados imediatamente em locais de extração recentes na zona estética maxilar com restaurações provisórias imediatas em infra-oclusão e carga imediata não funcional de 24 implantes colocados em 16 pacientes. Se o valor de torque de inserção fosse igual ou superior a 32 N cm, os implantes eram incluídos no estudo. Os implantes com um diâmetro de 3,3 a 5,5 e um comprimento de 13 a 16 mm foram selecionados com base no tamanho da cavidade dentária. A plataforma do implante foi colocada 1,5 a 2 mm abaixo do nível do osso interseptal. As radiografias periapicais digitais adquiridas foram utilizadas para avaliar a interface implante-osso e o nível de osso marginal em relação ao topo do implante. Foi registada uma taxa de sobrevivência global de 95,8%. Verificou-se um máximo de 2 mm de perda óssea desde o período de colocação do implante até ao seguimento de 6 anos. indicou que os implantes de um único dente colocados em locais recentemente extraídos no maxilar anterior com carga imediata não funcional podem levar a uma integração eficaz do implante e a condições peri-implantares estáveis até 6 anos.

Tan et al. (2011)[16] efectuaram uma revisão sistemática de 20 estudos sobre as alterações dimensionais dos tecidos duros e moles em humanos após a extração de dentes e a extensão da perda óssea, tanto horizontal como verticalmente, após a extração de dentes com a utilização de um retalho foi avaliada na revisão sistemática. De acordo com as suas conclusões, registou-se uma perda óssea média de 3,79 mm em largura e uma diminuição de 1,24 mm em altura, indicando uma maior perda óssea alveolar horizontal em comparação com a perda óssea vertical. As extracções sem retalho demonstraram uma menor extensão de reabsorção quando comparadas com o grupo do retalho. (Fickl et al.). Uma tendência semelhante foi observada num estudo de Blanco et al. (2008) ao investigar as alterações do rebordo após implantes imediatos com ou sem retalho.

Stephen J. Chu et al (2014)[17] , num estudo retrospetivo, avaliaram os efeitos do enxerto ósseo e da restauração provisória na altura e espessura dos tecidos moles peri-implantares em 44 pacientes com idade média de 48,5 anos, considerando quatro grupos de tratamento: sem enxerto ósseo, sem grupo provisório; sem enxerto ósseo com grupo provisório; enxerto ósseo sem grupo provisório e enxerto ósseo com grupo provisório na zona estética maxilar, ou seja, de pré-molar a pré-molar. A estabilidade primária foi obtida a partir do desenho da macro-rosca no terço apical do implante e foi confirmada com um torque manual de 25 a 35 Ncm para facilitar a restauração provisória imediata de contorno completo. O aloenxerto foi utilizado no grupo de tratamento que necessitava de enxerto.

Van Nimwegen WG et al (2016)[18] no seu estudo retrospetivo avaliaram o resultado da colocação e provisionalização de implantes unitários imediatos na zona estética relativamente a parâmetros de tecidos duros e moles e medidas de resultados relacionadas com o paciente. Foi colocada uma mistura de osso autógeno (recolhido das flautas das brocas quad shaping) e um xenoenxerto (grânulos Endobon de 0,5 a 1 mm) no espaço vazio entre o indicador de profundidade/direção e a placa óssea vestibular e o implante foi então colocado. O ombro do implante foi colocado 3 mm apicalmente ao nível do tecido mole médio-facial do dente extraído. Foram colocadas coroas provisórias aparafusadas e as aberturas dos parafusos foram seladas com uma restauração de compósito. O mPI, o mSBI e o índice gengival foram avaliados clinicamente. A satisfação do paciente no seguimento foi dividida numa pontuação global de 9 numa escala numérica de 0-10 (0= muito insatisfeito, 10= muito satisfeito).51 pacientes com coroas de implante definitivas com ≥ 1 ano de função participaram no estudo. Observou-se uma sobrevivência do implante de 96,9% após um período médio de acompanhamento de 4 anos após a colocação do implante.

Fransesco Amato et al (2018)[19] avaliaram as alterações dimensionais horizontais na colocação de implantes de extração imediata de um único dente na zona estética após a inserção de implantes imediatos sem retalho em 77 pacientes, utilizando uma das quatro opções terapêuticas diferentes: conexão de um pilar de cicatrização ou uma restauração provisória, com ou sem enxerto ósseo simultâneo, onde descobriram que a restauração provisória + enxerto após o grupo de implantes imediatos exibiu a menor quantidade de retração horizontal aos 1, 3 e 6 meses. Verificou-se que, após 6 meses, a dimensão média do rebordo horizontal diminuiu 0,27±0,08 mm a uma distância de 1 mm da margem gengival livre, 0,30±0,07 mm a 3 mm e 0,34±0,07 mm no ponto de 5 mm. De notar que as dimensões deste grupo permaneceram estáveis entre três e seis meses. O pilar de cicatrização sem enxerto apresentou a maior quantidade de contração horizontal. Concluíram que as alterações volumétricas podem ser minimizadas se a restauração provisória for colocada imediatamente e o enxerto ósseo for inserido simultaneamente.

Joseph Y.K. Kan et al (2018)[20] realizaram uma revisão da literatura sobre a colocação imediata de implantes e a provisionalização de implantes unitários anteriores maxilares para fornecer um protocolo clínico completo para o mesmo e abordar as vantagens do procedimento sem retalho, a oportunidade de preencher o JS, a necessidade de aumento do tecido mole, a avaliação da estética e a importância dos resultados centrados no paciente. A principal vantagem de um procedimento sem retalho sugerido por eles é a preservação do periósteo e do plexo supraperiosteal e, consequentemente, o fornecimento de sangue ao osso alveolar é mantido. Num estudo mencionado no seu artigo, o grupo de colocação imediata de implantes (sem retalho) apresentou 7% de recessão, enquanto no grupo de retalho aberto foi observada aproximadamente 43% de recessão no seguimento de 26 semanas.

Felice Roberto Grassi et al (2019)[21] realizaram um estudo controlado aleatório de CBCT de grupo paralelo com três braços em 45 participantes com rácio de alocação 1:1:1 para colocação imediata de implantes utilizando as seguintes técnicas: retalho aberto e enxerto, retalho aberto e sem enxerto e grupos sem retalho e sem enxerto. As alterações dimensionais das tábuas ósseas horizontais e vestibulares foram avaliadas através de medições de CBCT em dois momentos, ou seja, imediatamente após a cirurgia e após 6 meses de cicatrização. O grupo com enxerto de retalho apresentou uma redução inferior nas dimensões horizontais do osso, enquanto a comparação entre pares sugeriu que a intervenção sem retalho e sem enxerto foi mais eficaz em termos de redução do espaço vertical e também que o grupo sem retalho e sem enxerto se mostrou menos doloroso e exigiu menos tempo de intervenção. No entanto, não foi efectuada qualquer comparação com a extração sem retalho e a colocação imediata de implantes com enxerto no JS, o que poderia dar uma dimensão diferente aos resultados.

2)   Utilização de FGC e enxertos ósseos em implantes imediatos:

Yang Liming et al (2015)[22] efectuaram um estudo para avaliar a eficácia do CGF na regeneração de novo osso após a colocação imediata de implantes. 10 pacientes foram tratados com a adição de FGC no espaço entre o implante e o osso, e outros 10 foram tratados com Bio-oss usando o mesmo método. O osso bucal foi medido utilizando CBCT após a cirurgia e 1 ano após a cirurgia. A variação da largura do osso vestibular do grupo CGF foi de 0,85±0,25 mm e a do grupo Bio-oss foi de 0,35±0,25 mm. Não se observou nenhum efeito clínico positivo com o uso do FGC sozinho, promovendo a regeneração óssea vestibular, o que pode ser devido à reabsorção do FGC em estágios muito precoces da formação óssea no defeito.

Jingg Qiao et al (2016)[23] trataram trinta e um defeitos intra-ósseos aleatoriamente com FGCs + mineral ósseo poroso bovino (BPBM) ou BPBM sozinho e a profundidade de sondagem, o nível de fixação clínica e o preenchimento de tecido duro foram avaliados no início e 1 ano após a cirurgia. Quando utilizado na cirurgia, o bloco de fibrina do FGC e a camada de hemácias por baixo foram cortados em pedaços de 1~2 mm e misturados com grânulos de BPBM num volume relativo de 1:1. A mistura era pegajosa e fácil de manusear. Tudo isso foi misturado e homogeneizado mecanicamente para obter uma mistura mais uniforme. Foi observado um aumento favorável do preenchimento de tecido duro no grupo CGFs + BPBM em comparação com o grupo BPBM.

S Manoj et al (2018)[24] estudaram 10 indivíduos prospectivamente após a colocação imediata de implantes na região do primeiro molar inferior com enxerto de FGC. A TCFC foi realizada imediatamente após a colocação do implante e após 6 meses.

Após a extração e colocação imediata do implante, o FGC foi colocado sobre e à volta do implante para preencher o espaço de salto. O ganho ósseo médio observado foi de 2,7 mm (mesial), 4,26 mm (distal), 2,3 mm (vestibular) e 1,52 mm (lingual). O estudo indicou a possibilidade de realizar a colocação imediata de implantes em alvéolos de extração recentes com a utilização de FGC como alternativa ao enxerto convencional.

S. Kabi et al. (2019)[5] avaliaram o impacto de enxertos ósseos autógenos retirados da sínfise mandibular num ensaio clínico controlado e randomizado em 17 implantes imediatos com elevação do retalho e um JS de 2 mm, e num grupo de controlo de 16 implantes imediatos sem enxerto e com a mesma técnica. Verificou-se que a perda média de osso alveolar no grupo de controlo (que não recebeu o enxerto ósseo) foi maior quando comparada com a perda óssea no grupo de teste (locais enxertados) aos 6 e 9 meses após a colocação do implante, no entanto concluíram que o papel do enxerto em JS de <2mm na colocação imediata de implantes requer mais ensaios clínicos.

Lokwani BV et al (2020)[9] na sua revisão sistemática sobre a utilização do fator de crescimento concentrado em implantologia dentária de 8 estudos não aleatórios e um ensaio controlado aleatório afirmaram que um método de acelerar a osseointegração é a modulação da cicatrização após a colocação do implante e é aqui que as moléculas bioactivas do CGF entram em cena. Como é fácil de preparar e manipular, é um aditivo barato que pode ajudar a obter um ganho ósseo vertical à volta dos implantes, quando utilizado isoladamente ou em combinação com enxertos alógenos e xenógenos, e também a qualidade do novo osso formado à volta dos implantes é significativamente melhorada com a utilização do CGF.

Seyssens L et al (2022)[25] , na sua revisão sistemática e meta-análise de 15 ensaios controlados aleatórios que receberam 604 implantes imediatos unitários com ou sem enxerto, concluíram que os locais que foram enxertados juntamente com a colocação de implantes imediatos, com um acompanhamento médio de 4 a 36 meses, apresentam uma reabsorção óssea horizontal 54% inferior quando comparados com a colocação de implantes imediatos isoladamente. Também se verificou uma menor migração apical dos tecidos moles do meio da face nas áreas onde foi efectuado o enxerto de alvéolo. O enxerto de alvéolo contribuiu para a preservação do osso horizontal e para a estabilidade dos tecidos moles no aspeto médio-facial dos implantes imediatos e deve ser considerado como um complemento à colocação de implantes imediatos.

Sharma et al (2022)[26] avaliaram a eficácia da colocação imediata de implantes em alvéolos infectados desbridados utilizando DFDBA e membrana PRF em 15 pacientes com uma idade média de 23,40 anos com elevação do retalho no dia 1, no dia 7 e 4 meses após a colocação do implante. A altura vertical média do osso (medida a partir dos ombros mesial e distal dos implantes até ao primeiro osso ao nível de contacto do implante no eixo paralelo ao implante, utilizando radiografias periapicais intra-orais) foi de 2,30±2,27 mm no pós-operatório e de 0,75±0,74 mm aos 4 meses. O ganho médio de altura em ambos os locais mesial e distal foi de 1,55 mm.

Bhombe et al (2022)[7] no seu ensaio clínico de braço único avaliaram o efeito combinado da membrana PRF e do DFDBA em 14 implantes imediatos em 12 pacientes no grupo etário dos 20-50 anos, utilizando um protocolo de implante em duas fases. A TCFC foi utilizada apenas no pré-operatório para o planeamento do tratamento e a avaliação da VD e da distância horizontal foi efectuada nas radiografias periapicais no início do estudo, aos 3 meses e aos 6 meses. A dimensão bucolingual do alvéolo, ou seja, a RW, a PPD e a largura da gengiva queratinizada foram medidas clinicamente no início e aos 6 meses, o que resultou numa redução significativa da reabsorção óssea e na manutenção das dimensões bucolingual.

3) Papel da CBCT na colocação imediata de implantes:

Joshi V e Gupta S (2015)[27] num relatório de caso avaliaram a colocação imediata de implantes na zona estética utilizando a análise de TCFC e afirmaram que a TCFC oferece uma redução de 98% da dose de radiação em relação aos sistemas de TC de feixe em leque "tradicionais". Assim, a dose de radiação efectiva do paciente é reduzida para cerca de 4-15 vezes o tamanho de uma única radiografia panorâmica (2,9-11 Sv) ou de um levantamento periapical da dentição com base em película (13-100 Sv).

Jacobs R et al (2018)[28] numa revisão afirmou que, no pós-operatório, a CBCT é utilizada para avaliar a cicatrização do enxerto. Nenhuma conferência de consenso alguma vez questionou as medidas 2D intra-orais do nível ósseo peri-implantar. No entanto, considerando que hoje em dia estamos cada vez mais focados no enxerto ósseo para preenchimento de defeitos e aumento do seio maxilar, osso vestibular na zona estética, perda óssea peri-implantar grave (por exemplo, periimplantite), designs alternativos de implantes e pilares, devemos questionar os diagnósticos por imagem bidimensionais tradicionais. Sabendo que precisamos de avaliar a cicatrização óssea tridimensional, incluindo a remodelação morfológica, volumétrica e trabecular, podemos interrogar-nos sobre o que pode ser observado e diagnosticado apenas olhando para o osso peri-implantar aproximado em 2D. Devemos admitir que os níveis ósseos marginais reflectem apenas alguns μm de observação ao longo de uma circunferência peri-implantar entre 6 e 13 mm de comprimento. A única forma de compreender completamente os tecidos peri-implantares é, de facto, obter uma verdadeira visão 3D da situação clínica, o que nos leva de volta à imagiologia tridimensional do osso peri-implantar.

S Kabi et al (2019)[5] avaliaram a perda óssea alveolar em implantes imediatos durante um período de acompanhamento de 9 meses, de acordo com as recomendações feitas pelo Congresso Internacional de Implantologistas Orais na sua Conferência de

Consenso de Pisa, em outubro de 2007. A utilização da TCFC para diagnóstico, planeamento de implantes, orientação cirúrgica e avaliação pós-implante em implantologia foi referida no Consenso do Congresso Internacional de Implantologistas Orais. Por conseguinte, foi utilizada uma TCFC tridimensional para avaliar os parâmetros radiográficos em redor do implante antes da colocação do implante, 7 dias após a cirurgia e 6 e 9 meses após a colocação do implante.

Grassi FR et al (2019)[21] avaliaram através de TCFC (ponto focal 0,5, FOV 8,0×8,0, tamanho do voxel 0,3, tempo de exame 8,9 s e escala de cinza 14 bits) as alterações ósseas alveolares vestibulares após a colocação imediata de implantes usando as seguintes técnicas: retalho aberto e enxerto (retalho-graft), retalho aberto e sem enxerto (retalho-não enxerto) e sem retalho e sem enxerto (sem retalho-não enxerto) na área pré-molar superior. A TCFC foi efectuada imediatamente após a intervenção e 6 meses depois. Os três procedimentos preencheram quase completamente a região marginal, com um espaço vertical residual médio de 0,27 milímetros e uma distância de salto de 0,5 mm. Após um acompanhamento de 6 meses, a cirurgia sem retalho e sem enxerto resultou em alterações ósseas vestibulares comparáveis e no preenchimento de espaços nos implantes pós-extração em locais com suporte ósseo vestibular adequado.

Kolte AP et al (2020)[29] avaliaram a largura do osso alveolar vestibular e lingual na região posterior em locais dentados e edêntulos utilizando CBCT e afirmaram que a largura do osso nos lados vestibular e lingual de locais dentados ao nível coronal é mínima em comparação com o nível apical e que as diferenças na largura do osso a três níveis, ou seja, a largura do osso na crista, a 5 mm da crista e a 10 mm da crista, foram estatisticamente significativas. Este facto tem implicações na terapêutica com implantes.

Bungthong W et al (2022)[30] no seu estudo após a extração de dentes na região posterior, colocaram doze implantes dentários imediatamente após a extração e o espaço na cavidade de extração foi preenchido com material de xenoenxerto. Os exames de CBCT foram efectuados imediatamente após a cirurgia e novamente seis meses depois, tendo sido avaliadas a espessura horizontal do osso vestibular, a espessura horizontal do osso e a altura vertical do osso nos exames de CBCT.

3)   Pontuação dos resultados estéticos e relacionados com o paciente

Testori T et al (2005)[31] , juntamente com um relatório de caso, apresentou um critério de pontuação estética conhecido como Testori Implant Esthetic Score (TS) para avaliar o resultado da carga imediata na zona estética, que inclui a avaliação de cinco parâmetros que podem dar uma pontuação total máxima de 9, indicando um resultado perfeito, uma pontuação de 4 a 8 indicando um resultado aceitável e uma pontuação de 0 a 3 representando um resultado comprometido.

Den Hartog L et al (2011)[32] compararam a carga imediata não oclusal de implantes com o procedimento convencional de duas fases e carga após 3 meses. Foram efectuadas visitas de acompanhamento aos 6 e 18 meses. As medidas de resultado foram alterações radiográficas do nível ósseo marginal, sobrevivência, aspectos dos tecidos moles (profundidade de sondagem, placa bacteriana, hemorragia, nível dos tecidos moles), estética e satisfação do paciente. Foi pedido aos doentes que assinalassem a sua satisfação global numa escala visual analógica (EVA) de 100 mm com frases finais "muito insatisfeito" (0) na extremidade esquerda e "muito satisfeito" (100) na extremidade direita.

Materiais e métodos

População do estudo

Este estudo comparativo foi um ensaio clínico controlado e aleatório que foi realizado após a obtenção do consentimento informado por escrito do paciente. A população do estudo foi constituída por pacientes que visitaram o Departamento de Periodontia e Implantologia, que necessitavam de colocação imediata de implantes na área estética anterior e de acordo com os critérios de inclusão. Este ensaio foi registado no Clinical Trial Registry India com o número CTRI/2021/01/030848, depois de ter sido aceite pela comissão de ética institucional IEC/VSPMDCRC/02/2020

Estimativa da dimensão da amostra

Referindo-se ao estudo de **Kabi et al.** (2020)[5] , os autores avaliaram as alterações dos tecidos moles e duros peri-implantares após a colocação imediata de implantes com e sem enxertos ósseos autógenos. Relataram as alterações médias do nível ósseo marginal nas faces mesial, vestibular, distal e lingual do dente tratado. O estudo proposto também tem como objetivo avaliar as alterações dos tecidos moles e duros na colocação imediata de implantes com e sem enxerto ósseo enriquecido com FGC, clínica e radiologicamente, utilizando TCFC. Os dados sobre a alteração média do nível ósseo marginal aos 6 meses do estudo de referência mostraram um tamanho de efeito que varia entre 0,589 e 1,37, para diferentes superfícies.

Para determinar o tamanho da amostra para o estudo proposto, considerámos um tamanho de efeito de 1,0, o que resultou numa amostra de 17 locais por grupo (com enxerto ósseo enriquecido com FGC e sem enxerto ósseo enriquecido com FGC) para obter o efeito desejado com 95% de confiança e 80% de poder do teste. Para além disso, considerando 15% de perda de seguimento, a dimensão final da amostra tem de ser de 20 locais por grupo (Total: 40 locais).

A formulação utilizada no estudo foi:

$$n = \left(1 + \frac{1}{k}\right)\frac{\left(z_{1-\alpha/2} + z_{1-\beta}\right)^2}{ES^2}$$

em que $Z_{1-\alpha/2}$ e $Z_{1-\beta}$ são os valores da variante normal padrão para um erro de tipo II de 5% (bicaudal) e 20%, *ES* é a dimensão do efeito com base na média e no desvio padrão agrupado e k é o rácio de amostragem (k=1).

Análise estatística

O parâmetro demográfico idade foi expresso em termos de média e desvio padrão para ambos os grupos. A diferença entre as médias foi testada estatisticamente utilizando o teste t para amostras independentes. Os parâmetros categóricos, como o género, o tamanho e o local do implante, foram resumidos em termos de frequências e percentagens. A diferença na distribuição dos parâmetros entre os grupos foi determinada utilizando o teste do qui-quadrado de Pearson. Os parâmetros clínicos entre os grupos foram comparados utilizando o teste t para amostras independentes, enquanto a comparação dentro do grupo em três pontos temporais foi efectuada utilizando a análise de variância de medidas repetidas (ANOVA). A TS foi comparada entre grupos através do teste U de Mann-Whitney, enquanto a comparação dentro do grupo foi efectuada através da ANOVA de Friedman. Além disso, os parâmetros clínicos no final do estudo, ou seja, 12 meses, foram comparados entre os grupos após o ajuste com a linha de base utilizando a análise de covariância unidirecional (ANCOVA). A análise dos parâmetros radiológicos também foi efectuada em moldes semelhantes. A comparação dentro do grupo destes parâmetros entre a linha de base e os 12 meses foi efectuada utilizando o teste t emparelhado. Obteve-se a alteração dos parâmetros clínicos entre a linha de base e os 3 meses e os 6 meses, bem como entre os 3 meses e os 6 meses, e comparou-se a alteração média entre os grupos utilizando o teste t para amostras independentes. Foi efectuada uma análise semelhante para os parâmetros radiológicos. A correlação da alteração dos parâmetros radiológicos (da linha de base aos 12 meses) foi estudada utilizando o coeficiente de correlação de Pearson.

Todas as análises foram efectuadas utilizando o software SPSS versão 26.0 (IBM Corp, EUA) e a significância estatística foi avaliada ao nível de 5%.

Aleatorização e ocultação

Todos os locais abrangidos pelos critérios de inclusão foram selecionados e atribuídos aleatoriamente, com um rácio de atribuição de 1:1, a um dos dois grupos, utilizando números aleatórios gerados por computador no momento da cirurgia, com recurso à biblioteca "blockrand" da ferramenta de programação R. A ocultação do operador não era viável. O doente e o avaliador do resultado primário foram cegados, uma vez que os CBCTs receberam apenas códigos sem qualquer referência a doentes ou grupos.

Grupos de estudo

Grupo I (Grupo de Teste): Colocação imediata do implante com provisionalização com enxerto ósseo enriquecido com CGF. (n= 20 locais)

Grupo II (Grupo de Controlo): Colocação imediata de implantes com provisionalização sem enxerto ósseo enriquecido com CGF. (n= 20 locais)

Critérios de seleção dos doentes

CRITÉRIOS DE INCLUSÃO-

1.   Pacientes cooperativos, motivados e preocupados com a higiene.

2.   Pacientes sistemicamente saudáveis.

3.   Dente/dentes com reabsorção interna ou externa que têm de ser extraídos na zona estética do maxilar.

4.   Dente com fracasso endodôntico ou cárie não restaurável ou fratura vertical na zona estética do maxilar.

5.   Cotos radiculares na zona estética do maxilar.

6.   Presença de dentes adjacentes e dente natural oposto.

7.   Doente com uma arquitetura saudável e estável dos tecidos moles do local a ser intervencionado.

8.   Paredes ósseas alveolares intactas do alvéolo de extração.

9.   Presença de osso apicalmente ao ápice da raiz e palatino ao alvéolo.

10.   Locais em que se obtém um binário ≥ 35 Ncm no momento da inserção do implante.

11.   Espaço de salto bucal superior a 1,5 mm.

CRITÉRIOS DE EXCLUSÃO

1. Contra-indicações gerais para a cirurgia de implantes.

2. Doentes com historial de irradiação na zona da cabeça e do pescoço, nos últimos 6 meses.

3. Tratados ou em tratamento com amino-bisfosfonatos intravenosos.

4. Mulheres grávidas ou a amamentar.

5. Fumadores ou pacientes com má higiene oral.

6. Doentes com hábitos para-funcionais.

7. Discrepâncias maxilo-mandibulares graves.

8. Patologia ativa dos dentes adjacentes.

Critérios de retirada

O doente não está disposto a participar no estudo

O doente pretende abandonar o estudo em qualquer altura durante o mesmo

Armamentário

Os instrumentos foram dispostos por uma ordem definida num campo esterilizado colocado num carrinho cirúrgico. Todo o equipamento foi esterilizado em autoclave.

Para examinar o doente:

1. Espelho bucal

2. Sonda periodontal UNC-15

3. Pinça

4. Bandeja de rins

5. Luvas descartáveis e máscara facial

6. Campos cirúrgicos e algodão

Para a medição de parâmetros clínicos:

1. Espalhador endodôntico para GT

2. Medidor ósseo para a largura do osso

3. Sonda UNC-15

4. Gel/spray anestésico local tópico para infiltração local

5. Anestesia local com adrenalina para sondagem óssea

Instrumentos para extração atraumática:

1. Periótomo

2. Elevador periosteal

3. Warwick james elevator

4. Forquilha de extração de baioneta

5. Forquilha anterior do maxilar

Para colocação de implantes e provsionalização:

1. Componentes de implantes e próteses. (Adin Touareg™ S)

2. Kit cirúrgico e protético para implantes dentários.

3. Dispensador de fisioterapia.

4. Kit básico de instrumentos cirúrgicos.

5. Prato Dapen

6. DFDBA

7. Tubos de ensaio para preparação de CGF

8. Máquina de centrifugação

9. Material para coroas e pontes temporárias Bisarcyl

10. Material de resina composta

11. Brocas de acabamento e kit de polimento.

Para avaliação dos parâmetros radiográficos:

1. Software de imagiologia 2D e unidade RVG

2. Software de imagiologia CBCT e unidade CBCT

3. Stent radiográfico

Para a reabilitação de próteses:

1. Pilar.

2. Análogo de implante.

3. Cópia de impressões.

4. Condutores de implantes protéticos.

5. Material de impressão elastomérico.

6. Tabuleiro de impressão.

7. Cera de registo da mordida.

8. Guia de sombra.

9. Cimento de cimentação GIC.

Avaliação dos parâmetros dos tecidos duros, dos tecidos moles e dos resultados comunicados pelos doentes.

Parâmetros clínicos

No pré-operatório, no dia do procedimento cirúrgico, um mesmo examinador registou os dados clínicos de todos os pacientes. A higiene oral e o Índice de Placa (IP) foram avaliados no início e no pós-operatório, aos seis e 12 meses.

Foram avaliados os seguintes parâmetros:

1. Índice de placa modificado de Mombelli (mPI) [6,18]

Critérios de pontuação:

Pontuação 0: Sem deteção de placa

Pontuação 1: A placa só é reconhecida quando se passa uma sonda na superfície marginal lisa do implante

Pontuação 2: A placa pode ser vista a olho nu

Pontuação 3: Abundância de matéria mole

A placa foi avaliada nas superfícies mesiolabial, labial, distolabial, mesiolingual, lingual e distolingual das restaurações provisórias e definitivas. Apenas a pontuação mPI mais elevada de cada implante é utilizada para análise estatística.

2. Índice de hemorragia sulcular modificado de Mombelli (mSBI) (Mombelli, Van Oosten et al. 1987) [18,33]

Critérios de pontuação:

Pontuação 0 - Sem sangramento quando a sonda é passada ao longo da margem gengival.

Pontuação 1 - Hemorragia isolada, manchas presentes.

Pontuação 2 - O sangue forma uma linha vermelha confluente nas margens.

Pontuação 3 - Hemorragia intensa ou profusa.

3. Profundidade da bolsa de sondagem (PPD)[34] será medida utilizando a sonda periodontal UNC 15 (HuFriedy) em quatro locais (distal, bucal, mesial e palatal) do dente a ser substituído e será obtida uma pontuação média.

4. Avaliação dos tecidos moles utilizando o Testori implant esthetic Score (TS) [35]

Os tecidos moles peri-implantares serão avaliados através da pontuação estética do implante, em que a cor dos tecidos moles peri-implantares e o contorno gengival serão avaliados e a pontuação será efectuada de acordo com os critérios propostos por Testori.et al. (2005)

A. Presença e estabilidade da papila mesiodistal

0 = Papila

1 = Não preenche todo o espaço, mas é esteticamente aceitável em harmonia com os dentes adjacentes

2 = Preenchimento total

Para acompanhar a estabilidade dimensional da papila, a distância vertical do ápice da papila mesiodistal até a linha imaginária que liga a JCE dos dois dentes adjacentes e a altura da papila mesiodistal devem ser medidas periodicamente com referência a essa linha.

B. Estabilidade do rebordo bucopalatino

0 = Largura mantida

1 = Largura com perda de cumeeira

A estabilidade do rebordo é medida em mm de reabsorção vestibular em relação aos dentes naturais adjacentes, desde a linha de base (ou seja, entrega da coroa) até à chamada de seguimento de 6 meses, 1 ano e, depois, 1 ano anualmente. Os modelos de estudo fabricados aquando da entrega da coroa final podem facilitar a avaliação da reabsorção vestibular ao longo do tempo.

C. Textura dos tecidos moles peri-implantares

0 = Perda total de textura

1 = Não se parece com tecido saudável, mas mantém alguma textura

2 = Parece um tecido gengival saudável à volta dos dentes naturais

D. Cor do tecido mole peri-implantar

0 = Cor completamente diferente do tecido saudável

1 = Não se parece com tecido saudável, mas ainda assim é esteticamente aceitável

2 = Parece um tecido gengival saudável à volta dos dentes naturais

E. Contorno gengival

0 = Assimetria evidente em relação aos parâmetros aceites de vieira

1 = Sinais de assimetria mas esteticamente aceitáveis

2 = Contorno gengival harmonioso

5. Medição da largura do rebordo (RW) - Será efectuada utilizando um medidor ósseo a 2 mm e 4 mm da crista alveolar

6. Espessura gengival (GT) - Medição da GT bucal e palatina/lingual com um afastador endodôntico.

B) PARÂMETROS RADIOGRÁFICOS

Os seguintes parâmetros radiográficos serão avaliados usando CBCT na linha de base e 6 meses.

Avaliação de tecidos duros em CBCT

1. Altura do osso da crista (CBH)[35] - A distância entre o ombro do implante e o ponto mais coronal da altura do osso da crista interproximal foi avaliada utilizando a TCFC no início e 6 meses de pós-operatório na vista sagital.

2. Espessura do osso bucal (BBT)[21,29] - Na crista, a 5 mm da crista e a 10 mm da crista, foi avaliada com CBCT no início e 6 meses após a cirurgia, na vista coronal.

3. Largura da crista **(RW)** - A dimensão buco-lingual da crista óssea será avaliada usando CBCT na linha de base e 6 meses e clinicamente usando medidor de osso na linha de base e 6 meses pós-operatório na vista coronal.

4. Distância vertical (VD)[36] entre o 1º contacto radiográfico do implante ósseo e a 1ª rosca do implante nos lados mesial e distal e a quantidade de perda óssea nos lados mesial e distal na vista sagital.

5. Espaço de salto (JS)[36] Medição - Distância perpendicular do ponto mais coronal da crista óssea mesial, distal, vestibular e lingual à plataforma do implante na vista axial.

6. Medição da área radiolucente (AR)[37] Área entre o ombro do implante e a crista óssea na vista sagital e nas vistas coronais.

VAS

A dor e a satisfação do doente foram avaliadas utilizando uma escala visual analógica entregue aos doentes 7 dias após a cirurgia para a dor e aos 12 meses de seguimento para a satisfação com o tratamento. [18,21] A EVA foi representada por uma linha horizontal não marcada com 10 cm de comprimento que variava entre "sem dor" no lado esquerdo e "dor intensa" no lado direito para a pontuação da dor e para a pontuação da satisfação do doente que variava entre "não satisfeito" no lado esquerdo e "muito satisfeito" no lado direito. Foi pedido aos doentes que assinalassem o ponto que melhor corresponde ao seu nível de desconforto e satisfação durante e após o tratamento.

Procedimento cirúrgico

Pré-cirúrgico

A terapia inicial consistiu em instruções detalhadas de higiene oral e SRP. Foi efectuado um exame de reavaliação. Antes de iniciar o estudo, foram preparadas análises sanguíneas de rotina e modelos de estudo. Depois de explicar o objetivo e o desenho do estudo, foi obtido o consentimento informado assinado de cada paciente. Uma semana antes da cirurgia, foram feitas impressões em alginato para todos os doentes que cumpriam os critérios de inclusão antes da cirurgia e, em seguida, foi preparado um stent radiográfico com fio metálico no centro do dente na direção mesio-distal nos moldes dos doentes, utilizando resina acrílica auto-polimerizável. Isto permitiu-nos avaliar a mesma região nos exames de TCFC em diferentes momentos de avaliação.

Fabrico pré-cirúrgico de formas de coroas provisórias:

Foram fabricados moldes em pedra para todos os pacientes, tendo sido utilizada a impressão em alginato para ambas as arcadas. Para a estrutura dentária danificada, foi utilizado um molde de cera para preparar o índice de massa. Utilizando polímero de resina bisacrílica, foi preparada uma forma de coroa com um orifício para o parafuso de acesso antes da cirurgia. O método final de fabrico da restauração provisória foi o indireto-direto.

Cirúrgico

Os pacientes entraram na fase cirúrgica da terapia com implantes após a realização da terapia preliminar e dos exames de base. Os respectivos locais a tratar foram anestesiados com anestesia local contendo Xilocaína HCl a 2% com adrenalina (1:200000). Após anestesia adequada, o procedimento cirúrgico foi iniciado.

 A extração foi realizada com a utilização de periótomo e fórceps atraumaticamente para evitar danos no alvéolo ósseo alveolar sem elevação do retalho mucoperiosteal, seguida de uma desgranulação completa de quaisquer restos de tecido mole e garantindo a integridade da tábua óssea vestibular. O elevador de Warwick james foi utilizado sempre que necessário para a extração da parte subcrestal da raiz. Após o corte, procedeu-se à irrigação com solução de iodopovidona seguida de solução salina normal.

Colocação do implante:

Os tamanhos necessários dos implantes foram determinados pelo RVG pré-cirúrgico e pelo exame clínico de um local de implantação. O local de extração foi então perfurado com as brocas cirúrgicas para implantes do kit de implantes Adin, de acordo com o protocolo do fabricante. Os implantes Adin Touareg™ S foram inseridos. O implante foi colocado e o assentamento final foi obtido utilizando um roquete manual de binário calibrado até ao nível da crista alveolar e, pelo menos, 3 mm apicalmente à margem gengival. De seguida, os participantes foram atribuídos a um de dois grupos de tratamento, de acordo com a aleatorização.

Num grupo, após a colocação do implante imediato, o espaço entre o ombro do implante e a crista alveolar foi preenchido com material de enxerto ósseo enriquecido com FGC, enquanto no outro grupo o implante imediato foi colocado através do mesmo procedimento, exceto a utilização de material de enxerto ósseo enriquecido com FGC na JS.

O enxerto ósseo utilizado foi DFDBA particulado (Tamanho: 500-1040 µ). O DFDBA foi adquirido no Banco de Tecidos do TATA Memorial Hospital and Research Centre, Mumbai. É constituído por osso cortical que é colhido de forma estéril nas 12 horas seguintes à morte do dador. O DFDBA funciona principalmente através dos princípios de osteocondução e osteoindução. Na desmineralização, as partículas brutas do enxerto de DFDBA podem expor/ativar as proteínas indutoras de osso, como as BMPs localizadas na matriz, que ajudam na migração das células mesenquimatosas e na osteogénese quando implantadas nos defeitos ósseos. Ocasionalmente, a parte do enxerto não ativa o crescimento ósseo, servindo assim de suporte para o crescimento do osso natural, que acaba por ser reabsorvido e substituído por osso novo. O tamanho das partículas utilizado neste estudo foi de 500-1040 µm. (tamanho de partícula 500-1040 µm) misturado com CGF.

O protocolo para o CGF seguido é o de Sacco (2006) [24]

Foram colhidos 10 ml de sangue intravenoso em dois tubos de plástico revestidos a vidro, sem adição de anticoagulante. Os tubos foram imediatamente submetidos a centrifugação numa máquina especial (R-4C, REMI, Mumbai, Índia) da seguinte forma: 30 segundos de aceleração, 2 minutos a 2700 rpm, 4 minutos a 2400 rpm, 4 minutos a 2700 rpm, 3 minutos a 3000 rpm e 30 segundos de desaceleração até ao fim. No final do procedimento, foram obtidas quatro camadas, de baixo para cima: Camada de hemácias, camada de GF e de células estaminais (CGF), camada de Buffy coat, camada de soro (PPP). Em seguida, a camada de CGF foi separada com uma tesoura cirúrgica esterilizada. O coágulo de CGF foi então misturado com material de enxerto ósseo antes de ser colocado sobre o local alvo.

Foi colocada uma restauração provisória personalizada imediata que foi substituída por uma restauração definitiva após 6 meses.

Fixação aparafusada das coroas provisórias:

As formas de coroa personalizadas pré-fabricadas foram ajustadas com os pilares provisórios após o bloqueio do orifício de acesso ao parafuso do pilar com fita de teflon e o perfil de emergência foi construído com resina composta. A coroa provisória aparafusada foi acabada e polida com brocas de acabamento e discos de polimento e foi mantida fora dos contactos oclusais e excêntricos para melhorar a cicatrização.

Colocação do material de enxerto na JS:

Para o grupo de teste, o DFDBA e o CGF foram misturados extra-oralmente e a mistura foi deixada assentar durante 2-3 minutos, o que tornou o material de enxerto pouco aderente ao CGF e, em seguida, este enxerto ósseo enriquecido com CGF foi colocado no espaço entre o implante e o alvéolo ósseo.

Cuidados pós-cirúrgicos

Todos os doentes receberam instruções adequadas de higiene oral e pós-cirurgia. Foram prescritos antibióticos (cápsula de amoxicilina tri-hidratada 500 mg) três vezes por dia durante cinco dias. Foram prescritos analgésicos (comprimido de Aceclofenac 100mg e Paracetamol 325 mg) para controlar o desconforto pós-cirúrgico. Os doentes foram aconselhados a utilizar apenas um colutório de clorexidina (10 ml duas vezes por dia) durante quinze dias e a abster-se de mastigar alimentos duros ou pegajosos. Nas visitas de acompanhamento. Os pacientes foram aconselhados a efetuar uma CBCT no prazo de 24 horas após a colocação do implante. Durante a realização da CBCT, o doente foi aconselhado a usar um stent radiográfico no local do implante. As especificações do CBCT são as seguintes: Orthophos SL 3D, FOV: 5×5 (85 Kv,7 mA). A análise da imagem digitalizada foi efectuada com software de imagiologia (3 DIEMME, Bio-Imaging Technology, Versões 4.2, Figino Serenza Co, Itália).

Fase protética

Não foi necessária uma cirurgia de segunda fase, uma vez que a colocação do implante foi um protocolo não submerso. As coroas inter-arcos foram removidas e foram efectuadas impressões ao nível do implante depois de bloquear a área do perfil de emergência com resina composta após a colocação da coifa de impressão para obter uma coifa personalizada de modo a reproduzir o perfil de emergência obtido pela provisionalização na prótese final. As impressões de ambas as arcadas foram enviadas para o laboratório. As coroas provisórias foram removidas quatro vezes: durante as impressões finais, a prova da estrutura metálica e do bisque, e também no momento da entrega final da prótese, uma vez que foram substituídas por pilares protéticos. As próteses definitivas foram cimentadas ou aparafusadas de acordo com o posicionamento do implante e foram entregues três meses após a colocação do implante.

Avaliação de acompanhamento

Os pacientes foram avaliados clinicamente no início, seis e doze meses, bem como por CBCT logo após a colocação do implante e em intervalos de 12 meses. Foi utilizada uma sonda periodontal UNC 15 graduada para medir a profundidade de sondagem peri-implantar e a hemorragia à sondagem. Os exames clínicos dos tecidos moles foram efectuados aplicando os critérios de TS. As medições radiográficas foram efectuadas utilizando o software CBCT; a satisfação do paciente foi avaliada pela EVA.

Chapas a cores

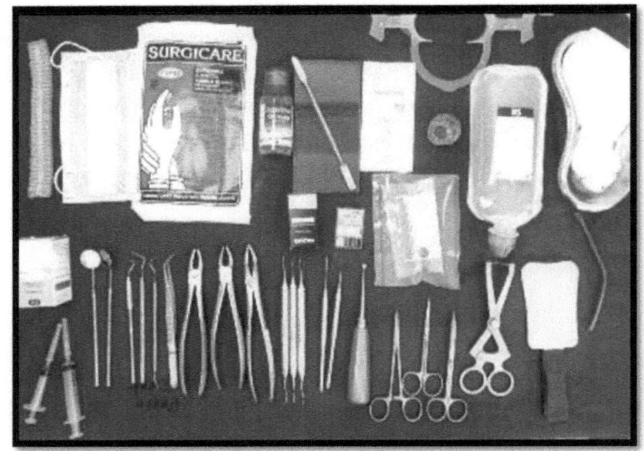

Armamento cirúrgico

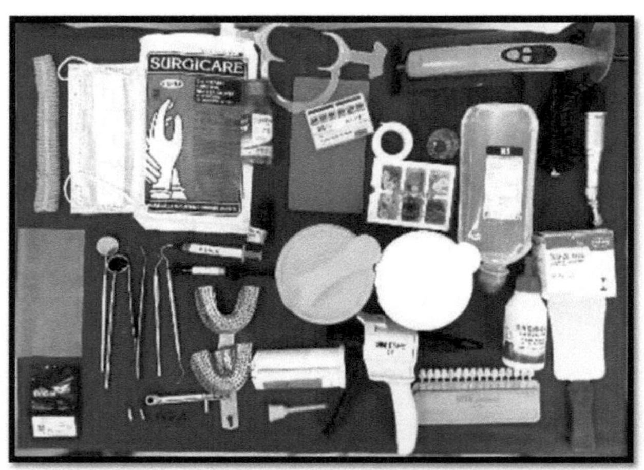

Armamento protético

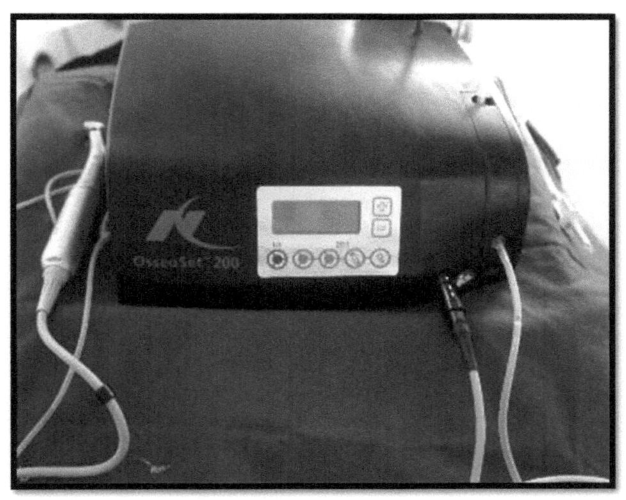

Dispensador de fisioterapia

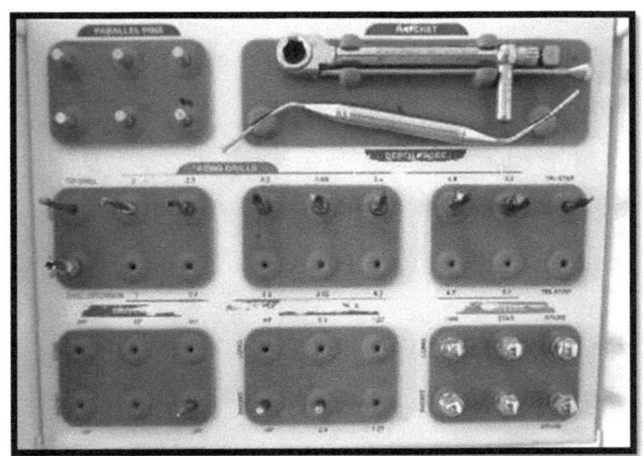

Kit de implantes

Protocolo cirúrgico Linha de base (Grupo I)

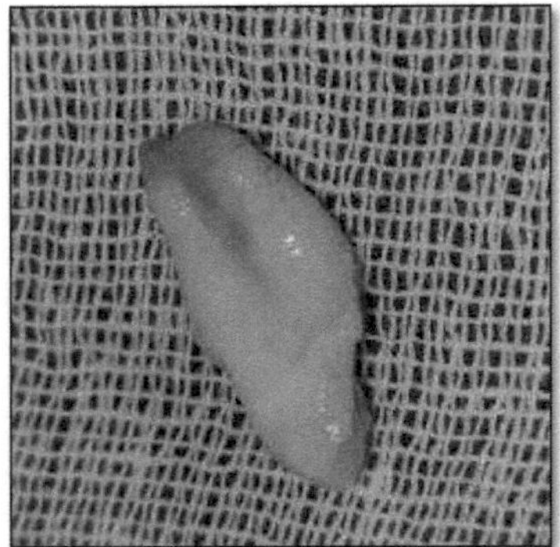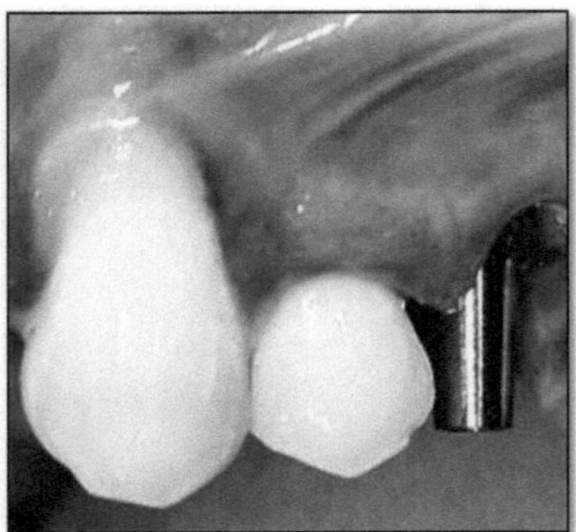

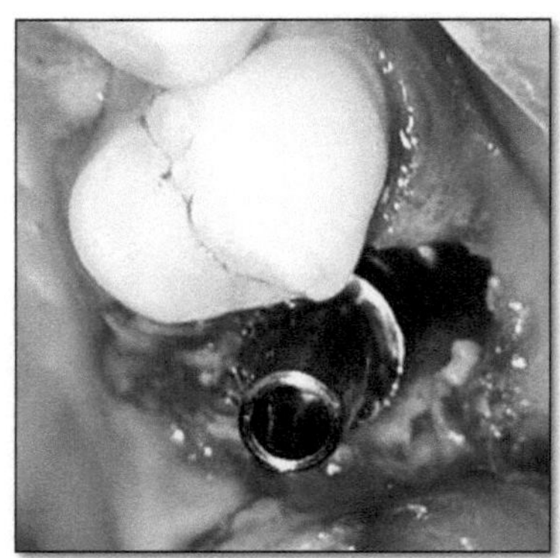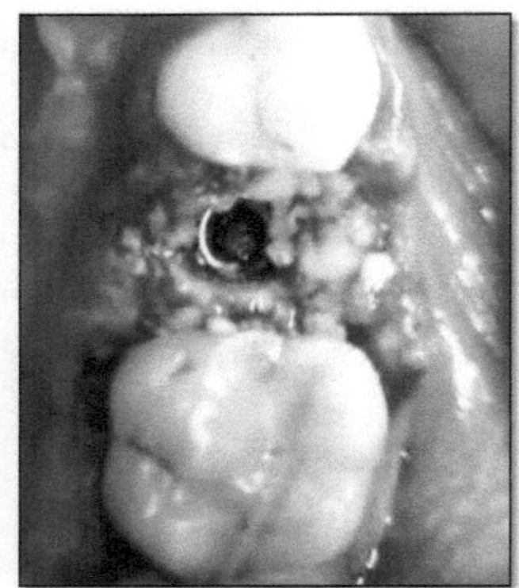

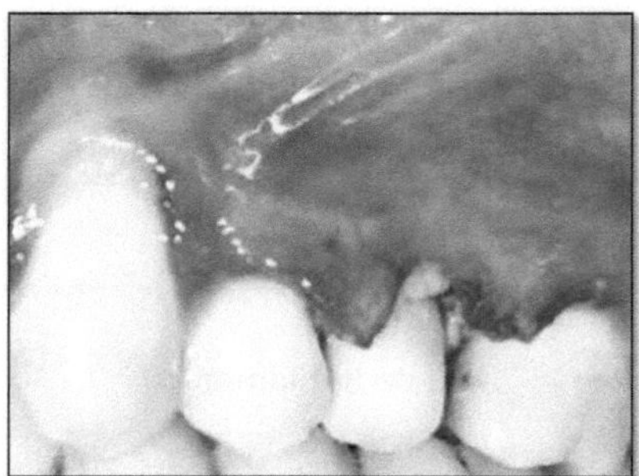

Após extração atraumática do dente 25, colocação imediata de implante com provisionalização com enxerto ósseo enriquecido com CGF

Acompanhamento de 12 meses (Grupo I)

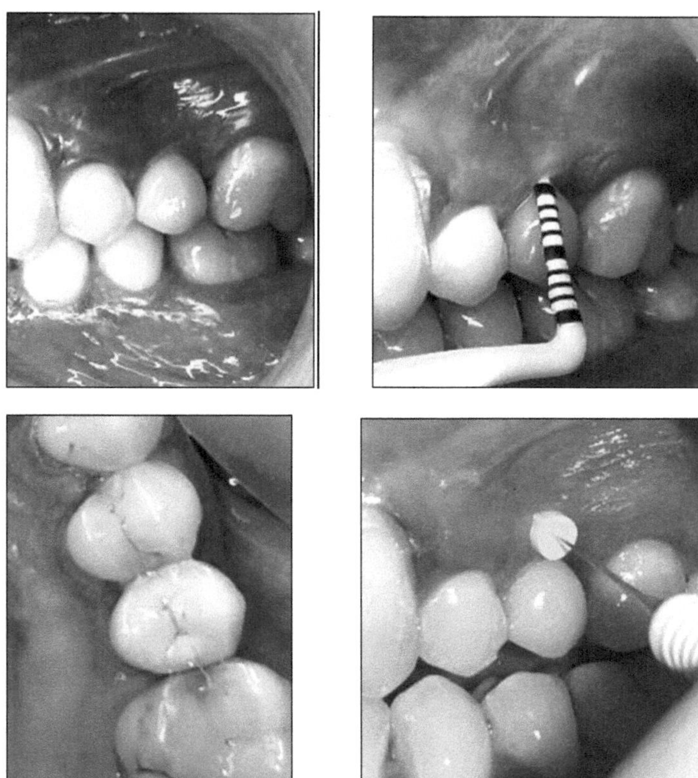

Fotografias clínicas com a prótese final em oclusão, a profundidade de sondagem foi medida com a sonda de implante de plástico UNC-15 e a GT foi medida com o expansor endodôntico.

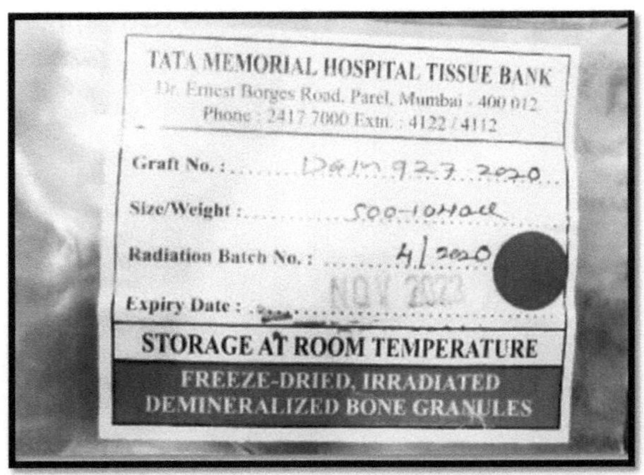

Aloenxerto ósseo desmineralizado liofilizado (DFDBA)

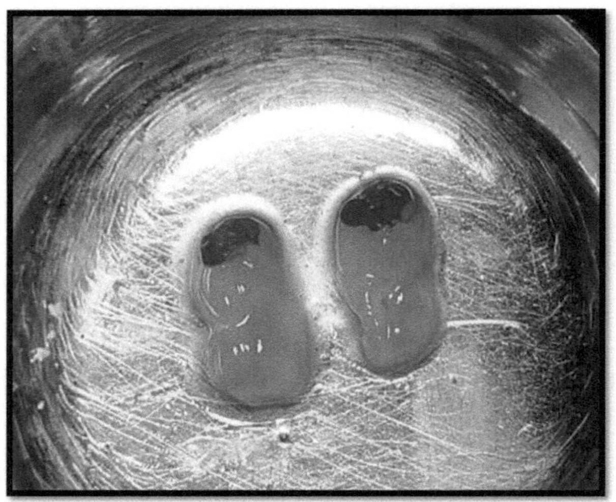

Fator de crescimento concentrado (CGF)

Protocolo cirúrgico para (GRUPO II)

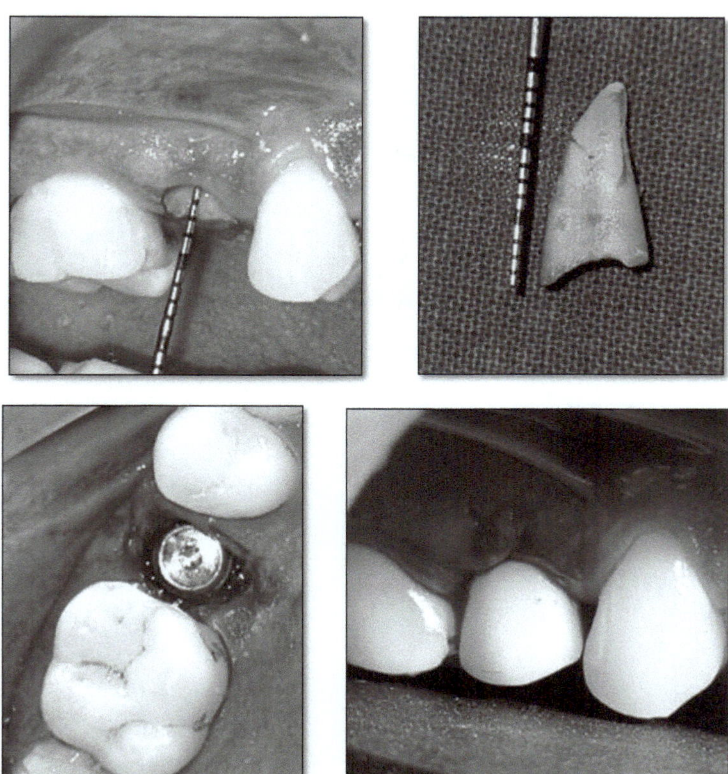

Após extração atraumática do dente 15, colocação imediata de implantes com provisionalização sem grupo de enxerto ósseo enriquecido com CGF

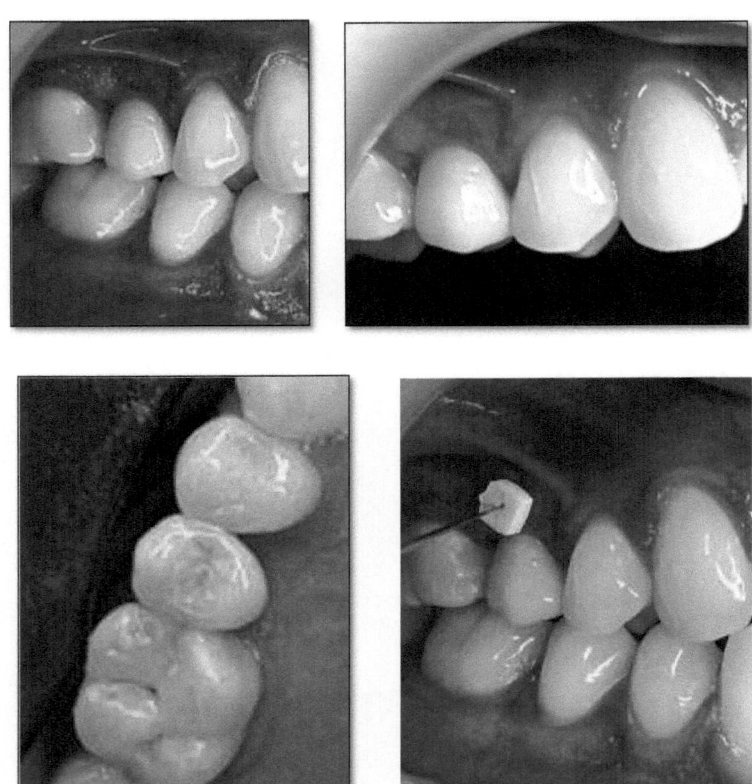

Fotografias clínicas com a prótese final em oclusão, e a GT foi medida com o afastador endodôntico.

Parâmetros de CBCT para o GRUPO I na linha de base e aos 12 meses

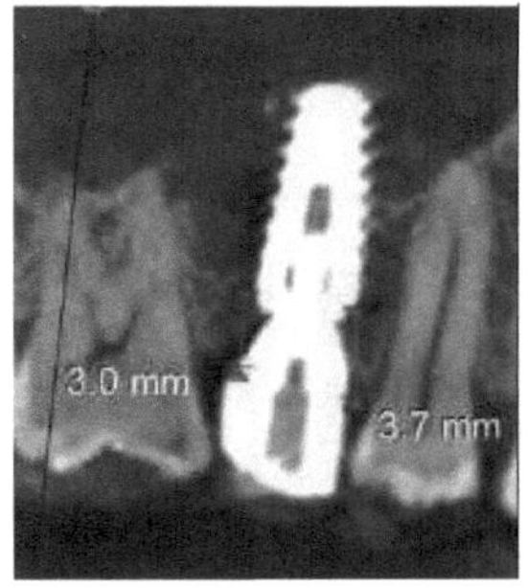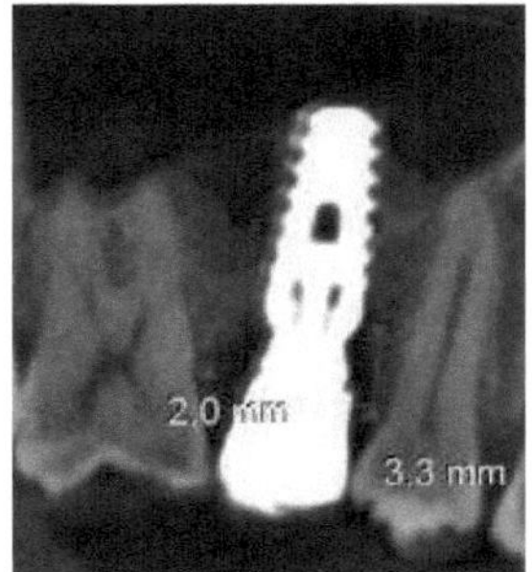

CBH Linha de base CBH Acompanhamento

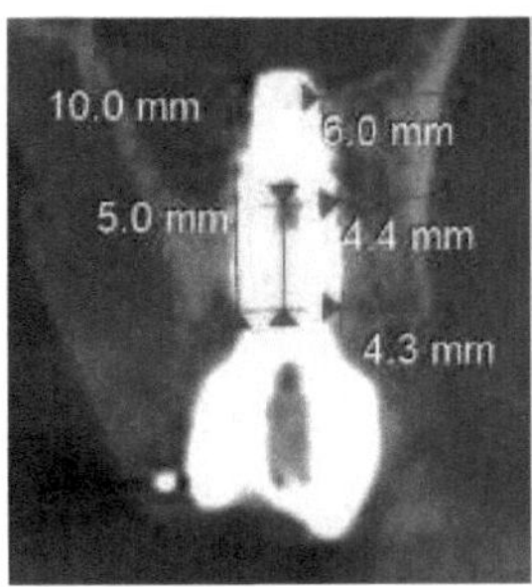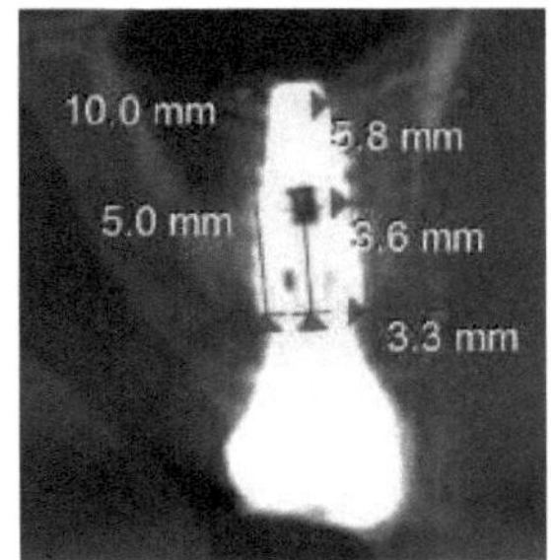

BBT Linha de base BBT Acompanhamento

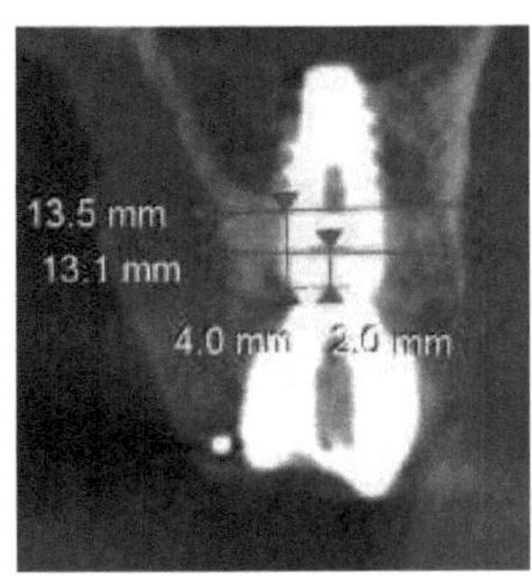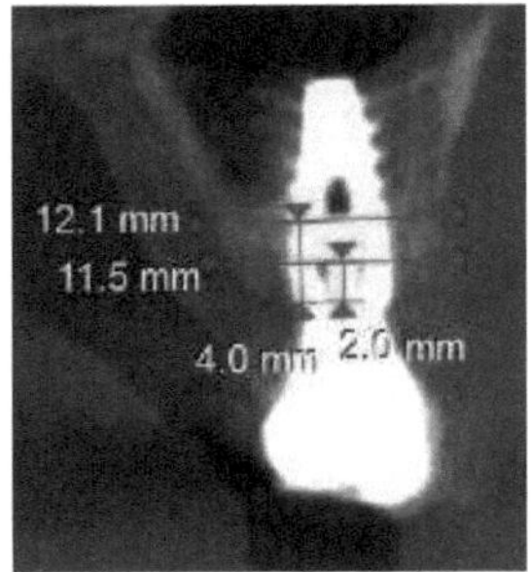

RW Linha de base RW Acompanhamento

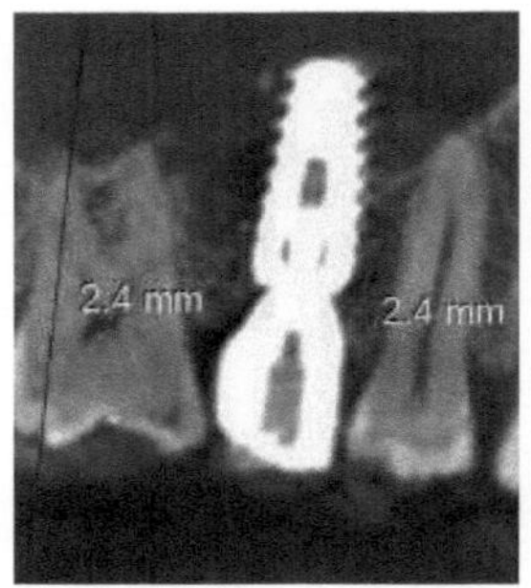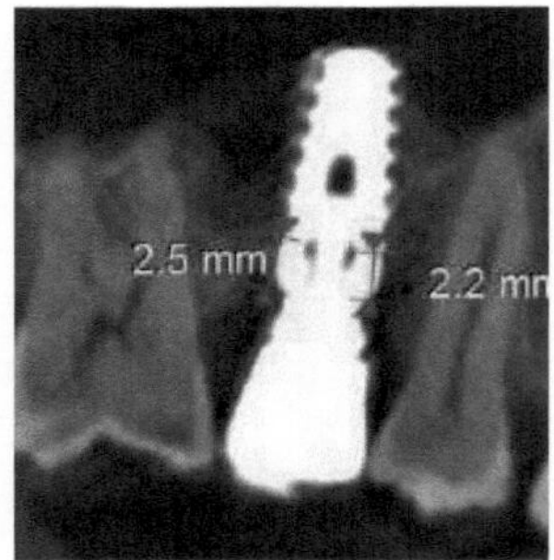

VD Linha de base VD Acompanhamento

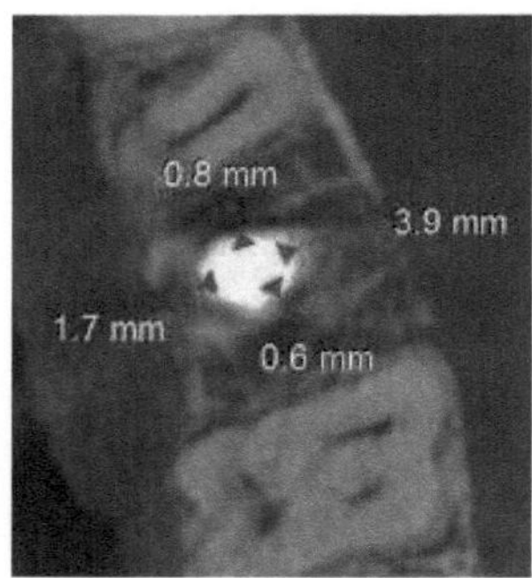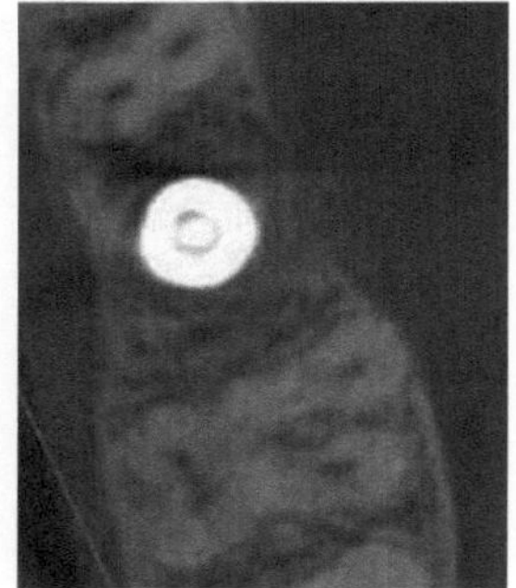

JS Linha de base JS Acompanhamento

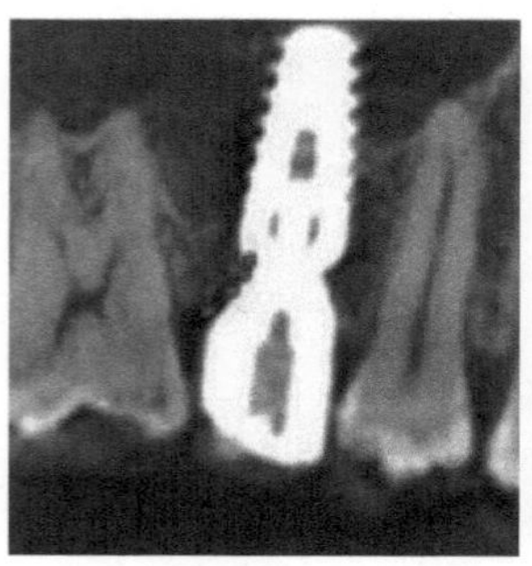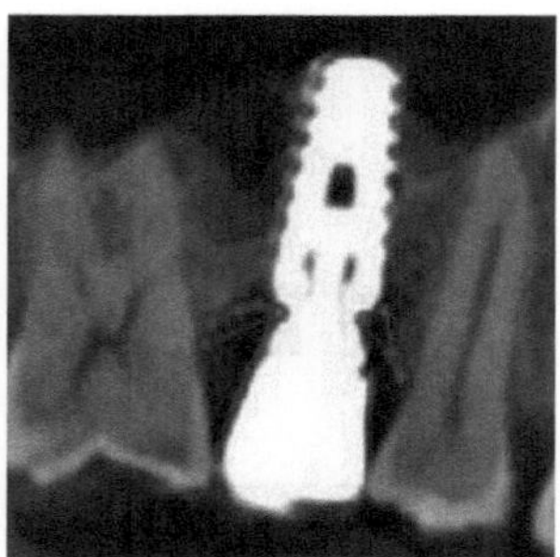

RA Linha de base RA Seguimento

Parâmetros de CBCT para o GRUPO II na linha de base e aos 12 meses

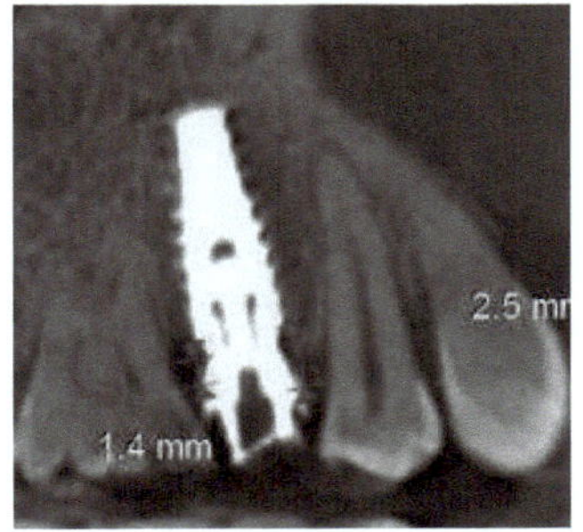

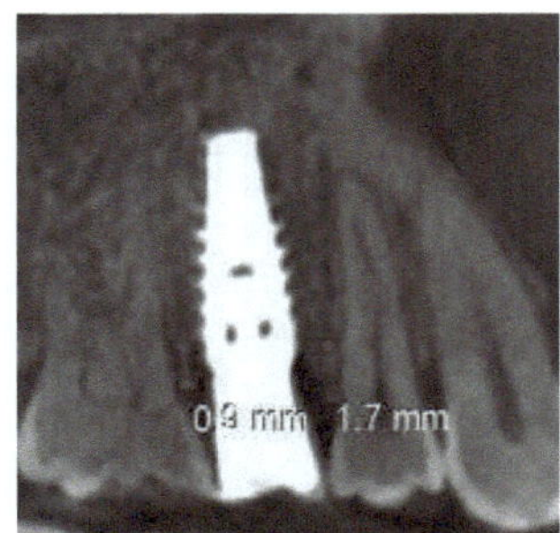

CBH Linha de base CBH Acompanhamento

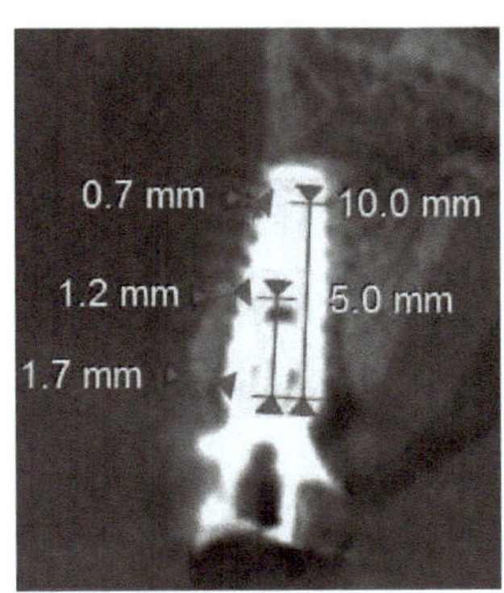

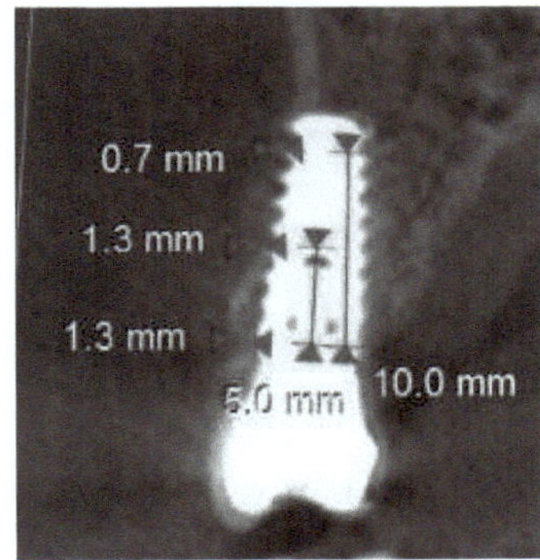

BBT Linha de base BBT Acompanhamento

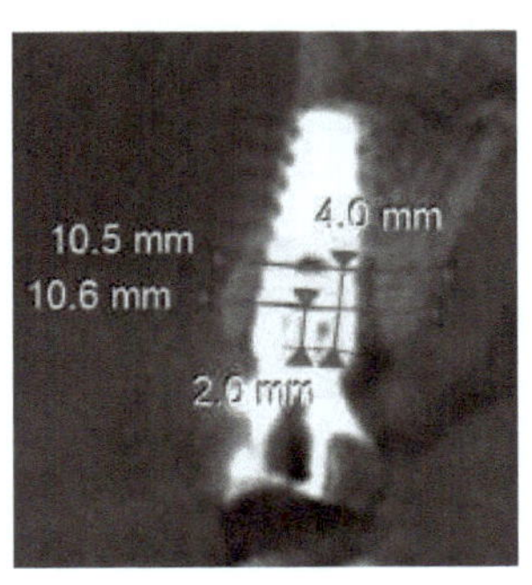

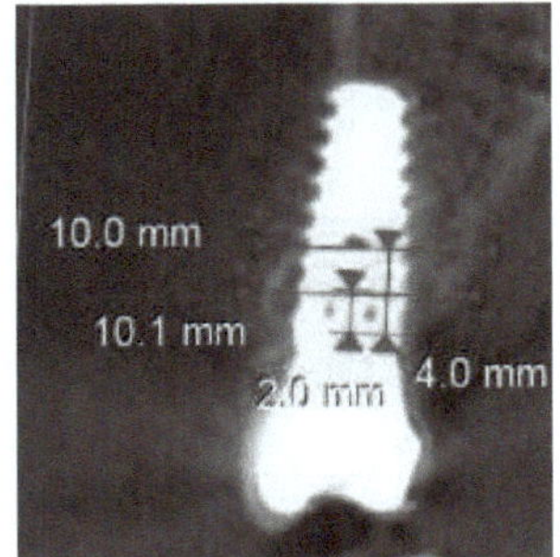

RW Linha de base RW Acompanhamento

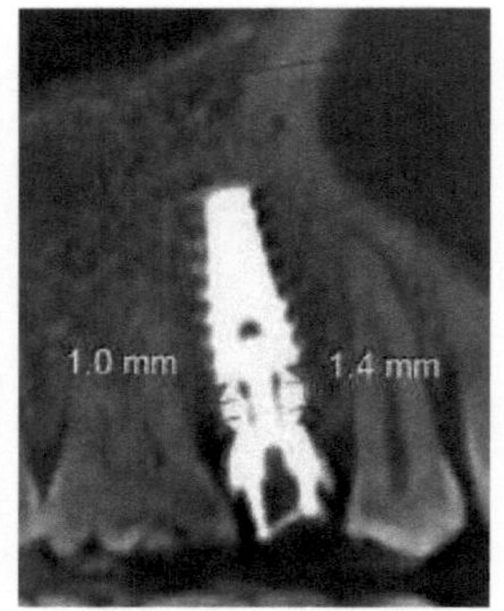

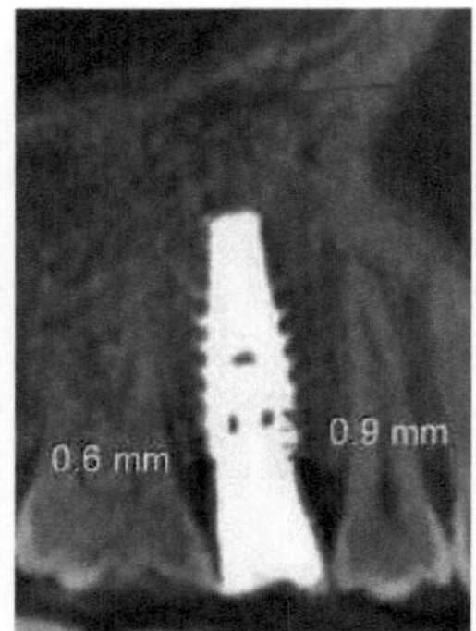

VD Linha de base VD Acompanhamento

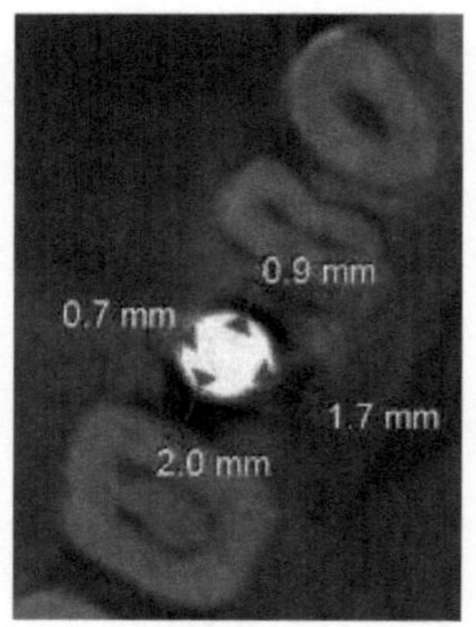

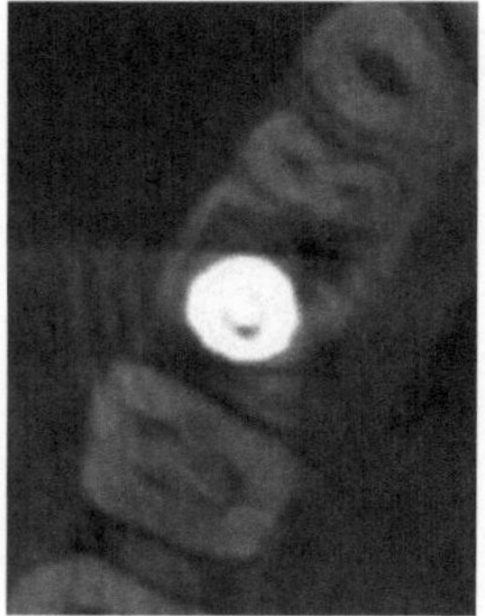

JS Linha de base JS Acompanhamento

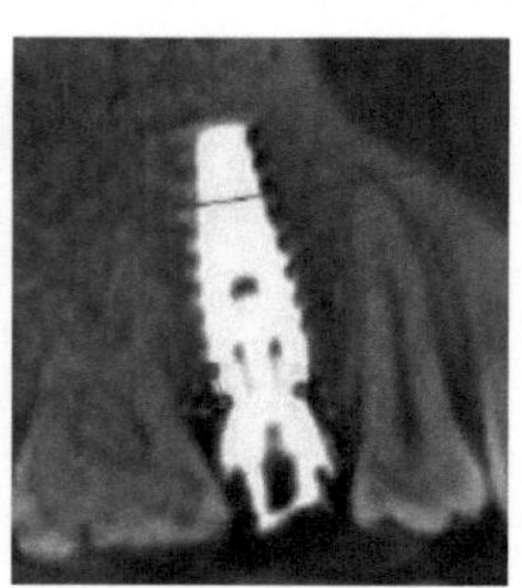
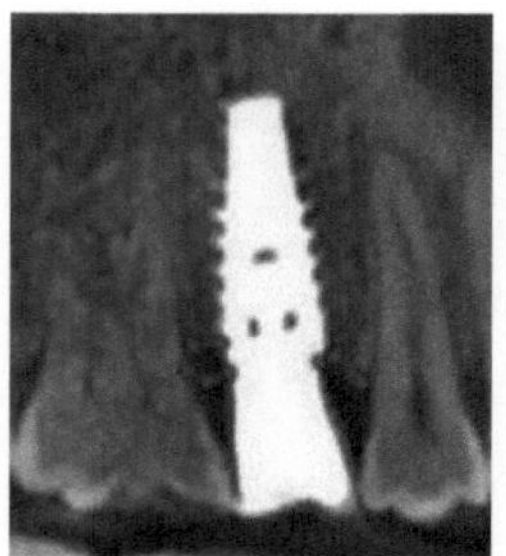

RA Linha de base RA Acompanhamento

Resultados

Não se perderam implantes durante o estudo, o que resultou numa taxa de sobrevivência dos implantes e das restaurações de 100% em ambos os grupos, 12 meses após a colocação do implante e 8-9 meses após a colocação da restauração definitiva. Nem os implantes nem os materiais de enxerto ósseo apresentaram quaisquer complicações biológicas e mecânicas, como peri-implantite e infeção durante o período de acompanhamento.

Neste estudo, foi incluído um total de 40 doentes, dos quais 16 eram do sexo masculino e 12 do sexo feminino. O grupo de teste. A idade média dos doentes do grupo de teste foi de 36,20 ± 13,01 anos, enquanto a do grupo de controlo foi de 38,31 ± 12,69 anos. A diferença entre as médias não foi estatisticamente significativa (p = 0,651). A diferença na distribuição por género dos doentes nos dois grupos não foi significativa (p = 0,999). Além disso, a diferença na distribuição dos doentes de acordo com o tamanho e o local do implante não foi estatisticamente significativa (p = 0,899 e p = 0,535, respetivamente). Por outras palavras, os dois grupos coincidiram no que diz respeito às caraterísticas demográficas e do implante.

A Tabela 2 apresenta a comparação dos parâmetros clínicos dentro e entre os grupos. O IPM mostrou uma redução estatisticamente significativa desde o início até aos 12 meses, tanto no grupo de teste como no grupo de controlo, conforme indicado por p < 0,0001. No entanto, a comparação entre grupos do mPI médio em cada momento mostrou não significância estatística (p > 0,05). O mSBI mostrou uma alteração estatisticamente não significativa ao longo dos tempos, tanto no grupo de teste como no grupo de controlo (p > 0,05). Também a diferença entre grupos entre a média do mSBI em cada momento do estudo foi estatisticamente não significativa (p > 0,05). O parâmetro profundidade de sondagem (PPD) mostrou um aumento estatisticamente significativo desde o início até aos 12 meses, tanto no grupo de teste como no grupo de controlo, conforme indicado por p < 0,0001. No entanto, a comparação entre grupos do mPI médio em cada ponto de tempo mostrou não significância estatística (p > 0,05). Além disso, a RW a 2 mm mostrou uma redução estatisticamente significativa desde a linha de base até aos 12 meses, tanto no grupo de teste como no grupo de controlo, com valores de p 0,001 e < 0,0001, respetivamente. A RW a 4 mm e a GT também mostraram achados semelhantes dentro e entre os grupos.

A Tabela 3 apresenta a comparação do TS dentro e entre os grupos. Houve uma melhoria estatisticamente significativa nas pontuações aos 12 meses, em comparação com a linha de base no grupo de teste, conforme indicado por p < 0,0001. No entanto, a melhoria no grupo de controlo foi estatisticamente não significativa (p=0,202). A comparação entre grupos das pontuações nos três momentos indicou resultados estatisticamente não significativos (p > 0,05).

A Tabela 4 apresenta a comparação dos parâmetros clínicos aos 12 meses entre os dois grupos após o ajuste dos valores com a respectiva linha de base. A média marginal do mPI foi menor no grupo de teste (0,34 ± 0,46) em comparação com o grupo de controlo (0,36 ± 0,44), mas a diferença não foi estatisticamente significativa (p=0,894).

A média marginal do mSBI foi menor no grupo de teste (0,69 ± 0,48) em comparação com o grupo de controlo (0,71 ± 0,45), no entanto, a diferença não foi estatisticamente significativa (p=0,846).

O PPD no grupo de teste (2,72 ± 0,22) foi menor do que no grupo de controlo (2,77 ± 0,21), mas a diferença não foi significativa (p=0,468).

Além disso, a RW média a 2 mm e a 4 mm foi maior no grupo de teste em comparação com o grupo de controlo, mas as diferenças não foram estatisticamente significativas (p=0,352 e p=0,739, respetivamente).

A média marginal da GT no grupo de teste (1,62 ± 0,17 mm) foi menor do que no grupo de controlo (1,66 ± 0,16 mm), mas a diferença não foi estatisticamente significativa (p=0,389).

A Tabela 5 apresenta a comparação do TS aos 12 meses entre os dois grupos, após o ajuste com a pontuação da linha de base. A pontuação média marginal no grupo de teste foi de 8,49 ± 0,82, significativamente superior à do grupo de controlo (7,96 ± 0,76), conforme indicado por um valor de p de 0,048.

A Tabela 6 apresenta a comparação da CBH dentro e entre os grupos. A CBH - mesial no grupo teste mostrou uma mudança estatisticamente não significativa da linha de base para 12 meses (p=0,741). No entanto, no grupo de controlo, a altura média aumentou de 2,33 ± 0,62 mm para 2,81 ± 0,68 mm, e a diferença média foi estatisticamente significativa com um p < 0,0001. As comparações entre os grupos na linha de base e aos 12 meses não foram significativas (p > 0,05).

O CBH - facial médio no grupo de teste mostrou uma alteração estatisticamente não significativa (p=0,094), enquanto que no grupo de controlo, a média aumentou de 2,49 ± 0,73mm para 3,12 ± 0,56mm, e a diferença média foi significativa, conforme indicado por um p <0,0001. A diferença de médias entre os dois grupos aos 12 meses foi estatisticamente significativa com um valor de p de 0,016.

A CBH-distal no grupo de teste mostrou uma alteração não significativa (p=0,267), enquanto no grupo de controlo a média aumentou de 2,32 ± 0,68 mm para 2,58 ± 0,69 mm, e a diferença média foi significativa, conforme indicado por p <0,0001. A diferença de médias entre os dois grupos aos 12 meses foi estatisticamente significativa com um valor de p de 0,04.

A Tabela 7 apresenta a comparação da BBT dentro e entre grupos. A BBT na crista no grupo de teste mostrou uma alteração estatisticamente não significativa da linha de base para 12 meses (p=0,246). No entanto, no grupo de controlo, a média diminuiu de 1,46 ± 0,53 mm para 1,18 ± 0,41 mm, e a diferença média foi estatisticamente significativa com um p < 0,0001. As comparações entre os grupos na linha de base e aos 12 meses foram significativas com p < 0,0001.

A BBT a 5 mm da crista no grupo de teste mostrou uma alteração estatisticamente não significativa (p=0,541) e, da mesma forma, no grupo de controlo, a alteração não foi significativa (p=0,960). A diferença de médias entre os dois grupos na linha de base e aos 12 meses foi estatisticamente significativa com p < 0,0001.

A BBT a 10 mm da crista no grupo de teste mostrou uma alteração não significativa (p=0,751), e também no grupo de controlo a alteração não foi significativa (p=0,825). A diferença de médias entre os dois grupos na linha de base e aos 12 meses não foi estatisticamente significativa (p > 0,05).

A Tabela 8 apresenta a comparação da RW a 2 mm e 4 mm da crista dentro e entre grupos. A RW a 2 mm da crista no grupo de teste mostrou uma alteração estatisticamente não significativa da linha de base para 12 meses (p=0,483). No entanto, no grupo de controlo, a média diminuiu de 8,19 ± 1,07 mm para 7,89 ± 0,78 mm, e a diferença média foi estatisticamente significativa com um valor de p de 0,01. As comparações entre grupos na linha de base e aos 12 meses foram significativas com valores de p 0,002 e < 0,0001, respetivamente.

A RW a 4 mm da crista no grupo de teste mostrou uma alteração estatisticamente não significativa (p=0,925), enquanto no grupo de controlo, a média mudou de 8,57 ± 1,01 mm para 8,10 ± 0,82 mm, e a diferença média foi significativa com um p <0,0001. A diferença de médias entre os dois grupos na linha de base e aos 12 meses foi estatisticamente significativa com valores de p 0,002 e < 0,0001, respetivamente.

A Tabela 9 apresenta a comparação da VD dentro e entre os grupos. A VD - mesial no grupo teste mostrou uma mudança estatisticamente não significativa da linha de base para 12 meses (p=0,301). No entanto, no grupo de controlo, a média aumentou de 0,77 ± 0,58 mm para 1,62 ± 0,46 mm, e a diferença média foi estatisticamente significativa com um p < 0,0001. A comparação entre os grupos na linha de base foi significativa com um p < 0,0001.

A VD - distal no grupo de teste mostrou uma alteração estatisticamente não significativa (p=0,262), enquanto no grupo de controlo, a média mudou de 1,43 ± 0,91mm para 2,15 ± 0,87mm, e a diferença média foi significativa com um p <0,0001. A diferença de médias entre os dois grupos aos 12 meses foi estatisticamente significativa com um valor de p 0,001.

A Tabela 10 apresenta a comparação do EC dentro e entre os grupos. A JS-bucal no grupo de teste mudou de uma média de 2,34 ± 0,58 mm na linha de base para uma média de 0,43 ± 0,40 mm aos 12 meses, e a diferença média foi estatisticamente significativa com p < 0,0001. Da mesma forma, no grupo de controlo, a média reduziu de 2,20 ± 0,30 mm no início para 1,45 ± 0,38 mm aos 12 meses, e a diferença média foi significativa com p <0,0001. A comparação entre grupos das médias aos 12 meses mostrou significância estatística com p < 0,0001.

O JS-palatal no grupo teste mudou de uma média de 1,11 ± 0,48mm no início do estudo para uma média de 0,42 ± 0,34mm aos 12 meses, e a diferença média foi estatisticamente significativa com p < 0,0001. Da mesma forma, no grupo de controlo, a média reduziu de 1,20 ± 0,63 mm no início para 0,82 ± 0,42 mm aos 12 meses, e a diferença média foi significativa com p <0,0001. A comparação entre grupos das médias aos 12 meses mostrou significância estatística com um valor de p de 0,002.

O JS-mesial no grupo de teste mudou de uma média de 1,23 ± 0,44 mm na linha de base para uma média de 0,36 ± 0,32 mm aos 12 meses, e a diferença média foi estatisticamente significativa com p < 0,0001. Da mesma forma, no grupo de controlo, a média reduziu de 1,37 ± 0,35 mm no início para 0,91 ± 0,39 mm aos 12 meses, e a diferença média foi significativa com p <0,0001. A comparação entre grupos das médias aos 12 meses mostrou significância estatística com um p < 0,0001.

O JS-distal no grupo de teste mudou de uma média de 1,45 ± 0,55 mm na linha de base para uma média de 0,29 ± 0,41 mm aos 12 meses, e a diferença média foi estatisticamente significativa com p < 0,0001. A alteração não foi estatisticamente significativa no grupo de controlo (p=0,250). A comparação entre grupos das médias na linha de base e aos 12 meses mostrou significância estatística com valores de p 0,02 e < 0,0001, respetivamente.

A Tabela 11 apresenta a comparação da área radiolúcida (AR) dentro e entre os grupos. No grupo de teste, a média da AR entre o ombro do implante e o osso bucal foi de 0,55 ± 0,52 no início do estudo, tendo diminuído para 0,19 ± 0,38 aos 12 meses, e a diferença média foi estatisticamente significativa com um valor de p de 0,026. No grupo de controlo, a média inicial era de 0,45 ± 0,45, que aumentou para 0,98 ± 0,52 aos 12 meses, e a diferença média foi significativa com um valor de p de 0,002. A área média entre os grupos diferiu significativamente aos 12 meses com um p < 0,0001.

A AR média entre o implante de ombro e o osso palatino mostrou uma alteração estatisticamente não significativa desde o início até aos 12 meses (p=0,849). No grupo de controlo, a área média aumentou de 0,55 ± 0,53 no início para 1,23 ± 0,82 aos 12 meses, e a diferença média foi estatisticamente significativa com um valor de p de 0,006. A área média entre os grupos diferiu significativamente aos 12 meses com um valor de p de 0,001.

A AR média entre o implante do ombro e o osso mesial mostrou uma alteração estatisticamente não significativa desde o início até aos 12 meses (p=0,062). No grupo de controlo, a área média aumentou de 0,90 ± 0,68 no início para 1,20 ± 0,58 aos 12 meses, e a diferença média foi estatisticamente significativa com um valor de p de 0,023. A área média entre os grupos diferiu significativamente aos 12 meses com um valor de p de 0,001.

A AR média entre o implante do ombro e o osso distal mostrou uma alteração estatisticamente não significativa desde o início até aos 12 meses (p=0,781). No grupo de controlo, a área média aumentou de 0,81 ± 0,50 no início para 1,12 ± 0,71 aos 12 meses, e a diferença média foi estatisticamente significativa com um valor de p de 0,014.

A Tabela 12 apresenta a comparação da CBH aos 12 meses entre os dois grupos após o ajuste com a linha de base. A média marginal de CBH-mesial diferiu de forma não significativa entre os dois grupos (p=0,311).

A média marginal do CBH-médio facial no grupo de teste (2,45 ± 0,7 mm) foi significativamente inferior à do grupo de controlo (3,21 ± 0,66 mm), conforme indicado por um valor de p de 0,002.

A média marginal do CBH- distal no grupo de teste (2,02 ± 0,7 mm) foi significativamente inferior à do grupo de controlo (2,57 ± 0,67 mm), conforme indicado por um valor de p de 0,018.

A Tabela 13 apresenta a comparação da BBT aos 12 meses entre os dois grupos após o ajuste com a linha de base. A média marginal da BBT na crista no grupo de teste (1,84 ± 0,57 mm) foi significativamente superior à do grupo de controlo (1,37 ± 0,54 mm), com um valor de p de 0,022.

No entanto, a média marginal de BBT a 5 mm e 10 mm da crista entre os dois grupos não diferiu de forma significativa.

A Tabela 14 apresenta a comparação da RW aos 12 meses entre os dois grupos após o ajuste com a linha de base. A média marginal da RW a 2 mm da crista no grupo de teste (8,99 ± 0,77 mm) foi significativamente superior à do grupo de controlo (8,13 ± 0,73 mm), com um valor de p de 0,002.

Do mesmo modo, a média marginal da RW a 4 mm da crista no grupo de teste (9,80 ± 0,89 mm) foi significativamente superior à do grupo de controlo (8,22 ± 0,84 mm), com um p < 0,0001.

A Tabela 15 apresenta a comparação da VD aos 12 meses entre os dois grupos após o ajuste com a linha de base. Os valores médios marginais de VD-mesial entre os dois grupos diferiram de forma não significativa (p=0,763).

A média marginal VD-distal no grupo de teste (1,35 ± 0,43mm) foi significativamente menor do que a do grupo de controlo (2,19 ± 0,41mm) com um p < 0,0001.

A Tabela 16 fornece a comparação do JS aos 12 meses entre os dois grupos após o ajuste com a linha de base. A média marginal de JS-bucal no grupo de teste (0,42 ± 0,39mm) foi significativamente menor do que a do grupo de controlo (1,46 ± 0,37mm), com um p < 0,0001.

A média marginal da JS-palatal no grupo de teste (0,44 ± 0,34mm) foi significativamente menor do que a do grupo de controlo (0,81 ± 0,32mm), com um valor de p de 0,002.

A média marginal da JS-mesial no grupo de teste (0,38 ± 0,34mm) foi significativamente menor do que a do grupo de controlo (0,89 ± 0,33mm), com um p < 0,0001.

A médiamarginal do JS-distal no grupo de teste (0,25 ± 0,34mm) foi significativamente menor do que a do grupo de controlo (0,98 ± 0,32mm), com um p < 0,0001.

A Tabela 17 apresenta a comparação do AR aos 12 meses entre os dois grupos após o ajuste com a linha de base. O AR médio marginal entre o ombro do implante e o osso bucal no grupo de teste (0,19 ± 0,47 mm) foi significativamente menor do que o do grupo de controlo (0,98 ± 0,44 mm) com um p < 0,0001.

O AR médio marginal entre o ombro do implante e o osso palatino no grupo de teste (0,42 ± 0,7 mm) foi significativamente menor do que o do grupo de controlo (1,24 ± 0,67 mm) com um valor de p de 0,001.

O AR médio marginal entre o ombro do implante e a mesial do osso no grupo de teste (0,63 ± 0,48 mm) foi significativamente inferior ao do grupo de controlo (1,22 ± 0,45 mm) com um p < 0,0001.

O AR médio marginal entre o ombro do implante e o osso distal entre os dois grupos diferiu de forma não significativa.

A Tabela 18 mostra a comparação da alteração dos parâmetros clínicos entre a linha de base e os 6 meses, entre a linha de base e os 12 meses e entre os 6 meses e os 12 meses, entre os grupos de teste e de controlo. A alteração média em todos os parâmetros, desde a linha de base até aos 6 meses, no grupo de teste e no grupo de controlo, diferiu de forma não significativa, conforme indicado por p > 0,05. A observação foi semelhante para a linha de base até aos 12 meses e dos 6 meses até aos 12 meses.

A Tabela 19 apresenta a comparação da alteração das pontuações da linha de base para os 6 meses, da linha de base para os 12 meses e dos 6 meses para os 12 meses entre os grupos de teste e de controlo. No que se refere à alteração da pontuação da linha de base para os 6 meses, a alteração média no grupo de teste (-0,72 ± 0,89) foi significativamente menor do que a do grupo de controlo (-0,19 ± 0,60), com um valor de p de 0,009. Por outras palavras, a melhoria foi significativa no grupo de teste em comparação com o grupo de controlo. O resultado foi semelhante para a variação entre a linha de base e os 12 meses (p = 0,015).

A Tabela 20 apresenta a comparação da alteração da CBH desde a linha de base até aos 12 meses entre os grupos de teste e de controlo. A diferença da alteração média da CBH-mesial entre os grupos de teste e de controlo não foi estatisticamente significativa (p=0,195).

A diferença da alteração média do CBH-mid facial entre os grupos de teste e de controlo foi estatisticamente significativa com um p < 0,0001.

A diferença da alteração média da CBH-distal entre os grupos de teste e de controlo foi estatisticamente significativa, com um valor de p de 0,028.

A Tabela 21 apresenta a comparação da alteração da TCB desde a linha de base até aos 12 meses entre os grupos de teste e de controlo. A diferença da alteração média da BBT na crista entre os grupos de teste e de controlo foi estatisticamente não significativa (p=0,803). Do mesmo modo, a diferença da alteração média da TCB a 5 mm da crista e a 10 mm da crista entre os dois grupos não foi estatisticamente significativa (p=0,552 e p=0,907, respetivamente).

A Tabela 22 apresenta a comparação da alteração na RW desde a linha de base até aos 12 meses entre os grupos de teste e de controlo. A diferença da alteração média a 2 mm da crista entre os grupos de teste e de controlo foi estatisticamente não significativa (p=0,819). Da mesma forma, a diferença da alteração média a 4 mm da crista entre os dois grupos foi estatisticamente não significativa (p=0,326).

Discussão

Alguns dos principais desafios inerentes à colocação de implantes pós-extração são a garantia de estabilidade primária, o encerramento da ferida, a gestão do tecido peri-implantar e o prognóstico a longo prazo do osso/tecido mole, especialmente nas áreas esteticamente relevantes. O espaço entre a superfície do implante e o tecido ósseo alveolar após a instalação do implante numa cavidade pós-extração, o "JS", cicatriza com a formação de novo osso e a resolução do defeito. Isto pode estar associado a uma atividade osteoclástica acentuada que produz alterações nas dimensões da parede do alvéolo. Para manter um tecido peri-implantar pós-extração estável, a elevação do retalho e a gestão dos tecidos moles continuam a ser controversas. A utilização de biomateriais para enxertar o espaço marginal entre os implantes imediatamente colocados no alvéolo de extração e as paredes alveolares pode contrariar a reabsorção óssea e melhorar a quantidade de osso no final da cicatrização do local. Tarnow & Chu (2011) forneceram provas clínicas e histológicas de que a colocação imediata de um implante no alvéolo de extração com uma parede vestibular intacta permitiu a cicatrização e a osteointegração apesar de um grande intervalo e sem fecho primário do retalho, um enxerto ósseo ou uma membrana de barreira. Por conseguinte, o benefício da regeneração óssea para diferentes dimensões de JS continua a ser discutível. (16)

O objetivo desta investigação clínico-radiográfica foi avaliar e contrastar as alterações dos tecidos duros e moles à volta de implantes colocados imediatamente com provisionalização com e sem preenchimento da JS usando CGF e DFDBA. Com CBCT, foi efectuada uma avaliação radiográfica para avaliar os parâmetros do tecido duro. O TS, o PPD e o desconforto do paciente, medido pela escala VAS, também foram utilizados no estudo para avaliar os tecidos moles peri-implantares. Após a colocação do implante, foi efectuada uma TCFC 12 meses após a TCFC inicial que foi realizada na linha de base imediatamente após o dia da colocação do implante.

Colocação imediata de implantes e provisionalização

Neste estudo, foi seguido um protocolo de colocação de implantes não submersos numa só fase. Vários estudos demonstraram que a técnica de uma fase tem algumas vantagens clínicas quando comparada com o método de duas fases. (7)

Estas vantagens incluem:

(i)   evitar uma segunda intervenção cirúrgica;

(ii)   a ausência de um micro-gap ao nível da crista óssea, resultando numa menor reabsorção óssea da crista;

(iii)   o procedimento protético é simplificado e é necessário menos tempo de cadeira por paciente; e,

(iv)   pode ser implementado um protocolo sem carga, com carga imediata ou com carga retardada.

Em circunstâncias clínicas ideais, tais como uma parede óssea facial totalmente intacta com um fenótipo de parede espessa (>1 mm) e um biótipo gengival espesso, Buser et al. (2017) aconselharam a utilização da inserção imediata do implante. Eles também enfatizam que a maxila anterior quase nunca apresenta um fenótipo de parede espessa. O achatamento do perfil dos tecidos moles orofaciais e a recessão da mucosa facial são riscos potenciais. Estas recomendações não são apoiadas pelos resultados da investigação atual. Os pacientes não foram escolhidos por terem uma parede óssea facial espessa e também estavam presentes biótipos gengivais finos. Apesar da presença destes factores de risco, os resultados do acompanhamento a médio prazo foram favoráveis.

Neste caso, foi utilizada uma restauração provisória aparafusada imediata sem carga, seguida de uma prótese final com carga tardia, tanto para o grupo de teste como para o grupo de controlo. Os contactos oclusais e excêntricos também foram eliminados para a carga não funcional para melhorar a cicatrização após a inserção da restauração provisória. A meta-análise efectuada por **Pitman J et al (2022)** mostrou menos 0,87 mm de migração apical médio-facial do tecido mole médio-facial quando a colocação imediata de implantes foi efectuada com provisionalização imediata, em comparação com a colocação imediata de implantes isolada, com um acompanhamento médio de 12 a 60 meses. (31)

Utilização de enxerto ósseo enriquecido com CGF em implantes imediatos

Chen e Buser (32) efectuaram uma revisão da literatura para verificar se a colocação de biofillers no espaço era eficaz. Chegaram à conclusão de que a maioria dos estudos utilizou um material de enxerto ósseo e/ou uma membrana de barreira (politetrafluoretileno expandido-PTFE ou barreira de colagénio) em conjunto para promover a regeneração. O DBBM, que foi utilizado tanto isoladamente como em conjunto com barreiras reabsorvíveis e não reabsorvíveis, foi o biofiller mais utilizado. O osso autógeno, o osso desmineralizado liofilizado e a hidroxiapatite também foram utilizados como materiais de enxerto. Todos os métodos resolveram os defeitos de uma forma clinicamente satisfatória, e verificou-se que as operações de aumento diminuíram a reabsorção óssea horizontal, mas não a perda óssea da crista.

Sacco introduziu originalmente o CGF, que recentemente ganhou popularidade. As camadas de factores de crescimento que são mais elevadas na FGC produzem um coágulo de fibrina enriquecido. Devido à aglutinação do fibrinogénio, do fator XIII e da trombina, este coágulo de fibrina tem um elevado grau de coesão. Os coágulos de fibrina resultam da ativação do fator XIIIa pela trombina. Devido à prevenção da degradação da plasmina, a estabilidade e a resistência à tração da fibrina aumentam. (33)

Os contornos dos tecidos moles podem ser melhorados através da colocação imediata de implantes com provisionalização. Para além disso, Tarnow, Chu e colegas defenderam a provisionalização em combinação com um enxerto ósseo para fechar o espaço. Para manter o contorno gengival, também foi proposto adicionar osso coronal à crista óssea. Estes resultados foram recentemente apoiados por uma investigação clínica, e o método é conhecido como gestão de alvéolos de zona dupla. (34,35)

Dimensões dos tecidos moles peri-implantares

Bhutani et al (2021) realizaram um estudo semelhante com um acompanhamento de 6 meses, ao contrário do acompanhamento de 12 meses que é feito no presente estudo, e o enxerto ósseo utilizado por eles para preencher a JS foi o osteon II (material de enxerto ósseo sintético). Os parâmetros de tecidos moles avaliados no seu estudo que são comuns a este estudo foram o índice de placa e a profundidade sulcular peri-implantar, para os quais obtiveram uma diferença estatística não significativa entre os dois grupos, o que é verdade mesmo com os resultados obtidos no nosso estudo. A avaliação da ET obteve uma pontuação de 7,37 para o grupo de teste, que foi superior à obtida para o grupo de controlo, ou seja, 6,77, mas a diferença entre os grupos foi estatisticamente insignificante, o mesmo se verificando com a ET obtida no presente estudo. (36)

O presente estudo demonstrou uma alteração estatisticamente significativa na comparação intragrupo efectuada para a profundidade de sondagem à volta dos implantes imediatos ao longo do tempo, desde a linha de base até aos 12 meses, mostrando um aumento médio da mesma para ambos os grupos, o que está de acordo com **Buser D et al.** (37)

Biótipo: Os tecidos moles não recuam se o osso vestibular não for reabsorvido. Em contraste, o tecido mole pode não se retrair e o osso labial da crista pode reabsorver. Numerosos estudos avaliaram a forma como o biótipo afecta a recessão a este respeito, e os resultados são contraditórios. Após a implantação imediata de um implante, alguns autores observaram uma maior recessão quando estava presente um biótipo fino, comparando biótipos espessos com biótipos finos. Outros observaram que o grau de recessão era o mesmo. A alteração na média marginal da GT entre os grupos mostrou diferenças insignificantes (34,38), tal como também se verificou no presente estudo, o que pode ser atribuído ao facto de não ter sido considerado o método de aumento dos tecidos moles para qualquer defeito presumível dos tecidos moles/alveolares presente entre o osso alveolar e a gengiva anexa.

Dimensões do tecido duro peri-implantar

Parece que alguma perda óssea da crista após uma extração resulta de uma redução do fluxo sanguíneo quando o ligamento periodontal é removido. Os diferentes diâmetros dos espaços, as diferentes espessuras da placa vestibular e da localização do implante e as várias técnicas cirúrgicas podem ser responsáveis pelas discrepâncias nos resultados entre os estudos relativamente ao preenchimento dos espaços. Como resultado, é difícil comparar estudos.

O VD medido em CBCT pelos autores do estudo acima mencionado foi medido desde a crista óssea até à primeira rosca do implante, ao passo que no presente estudo foi medido desde o primeiro contacto ósseo do implante até à primeira rosca do implante, pelo que não é possível efetuar uma comparação para este parâmetro. As alterações vestibulares horizontais foram medidas a 2, 4 e 6 mm da crista no estudo de Bhutani et al e este parâmetro é semelhante à BBT medida na crista, a 5 mm e a 10 mm da crista no presente estudo. No entanto, os resultados deste estudo não coincidem com as alterações da BBT, o que pode ser atribuído a um período de seguimento mais longo, à extração atraumática e à abordagem sem retalho do presente estudo, e à utilização de um material de enxerto ósseo diferente (aloplast) no outro estudo. (36)

Dong Wu (2019) comparou o osso autógeno do dente com o osso xenogénico na colocação de implantes imediatos em dentes anteriores e verificou que, aos 6 e 12 meses, a percentagem da alteração óssea horizontal e a perda óssea marginal eram quase iguais entre os dois grupos (P >.05). A perda óssea horizontal foi quase idêntica durante os primeiros e os últimos seis meses (P >.05). No entanto, aos 6 e 12 meses, a perda óssea horizontal ao nível dos 6 mm foi inferior à dos níveis de 0 mm e 3 mm, o que está de acordo com o presente estudo, em que as BBT se mantêm mais ou menos inalteradas quando avaliadas apicalmente para além dos 5 mm em ambos os grupos. Com estes resultados, pode afirmar-se que os resultados da utilização de um biomaterial autógeno ou xenogénico para preencher uma JS parecem equivalentes aos da utilização de um enxerto ósseo enriquecido com FGC. (39)

Espessura da placa óssea vestibular - A espessura da placa vestibular afecta o grau de reabsorção da placa vestibular após a colocação imediata do implante. A BBT na crista neste estudo no grupo de controlo mostrou uma diminuição média de 1,46 ± 0,53 mm para 1,18 ± 0,41 mm, o que está de acordo com 0,59 mm (95% CI [0,41; 0,78], p <0,001) ou 54% menos reabsorção óssea vestibular horizontal após IIP + SG (colocação imediata de implante com enxerto de alvéolo) quando comparado com IIP sozinho por **Seyssens L et al**. No mesmo estudo, foi encontrada uma tendência para uma menor recessão papilar distal (MD 0,60 mm, 95% CI [-0,08; 1,28], p = 0,080) quando a SG foi realizada, enquanto as papilas mesiais não pareceram significativamente afectadas pela SG. Isto pode ser relevante para o presente estudo, em que a alteração na média marginal da CBH na região médio-facial e distal é menor no grupo de teste do que no grupo de controlo e a alteração é estatisticamente significativa; no entanto, a alteração da CBH mesial ao longo do tempo permanece estatisticamente insignificante entre os grupos. (24)

Elaskary A et al compararam a eficácia do material de enchimento de enxertos ósseos particulados (lascas de osso autógeno e mineral ósseo bovino desproteinizado) e a cicatrização óssea espontânea após a formação de coágulos sanguíneos aquando da colocação de implantes imediatos na zona estética e avaliaram a espessura do osso labial no início e aos 12 meses através de CBCT. Entre os grupos, registou-se uma diferença estatisticamente significativa na espessura óssea (P = 0,008). Para o grupo de pacientes com osso particulado, a média (SD) da espessura óssea total foi de 2,95 (0,97) mm, em comparação com 1,45 (0,92) mm antes da cirurgia. Enquanto a espessura óssea total média (DP) para o grupo não preenchido foi de 1,98 (0,56) mm, em oposição a 0,79 (0,49) mm no pré-operatório, o que está de acordo com o presente estudo, uma vez que a comparação da BBT aos 12 meses entre os dois grupos após o ajuste com a linha de base mostrou que a BBT média marginal na crista no grupo de teste 1,84 (0,57) mm foi significativamente superior à do grupo de controlo 1,37 (0,54) mm, com um valor de p de 0,022. No entanto, a BBT a 5 mm e 10 mm da crista mostrou diferenças insignificantes entre os grupos. (40)

Os estudos clínicos também demonstraram que existe uma quantidade significativa de preenchimento espontâneo das JS nos locais de implante imediato. Mais de 90% dos espaços maiores do que 2 mm foram preenchidos, e o valor mediano da percentagem de preenchimento foi de 100%. Apesar destes resultados, foi feita uma recomendação recente de que os espaços marginais devem ser preenchidos com um enxerto de substituição óssea, de modo a obter resultados estéticos superiores. O impacto clínico desse tipo de enxerto, no entanto, é motivo de debate e não há muitos estudos que avaliaram o preenchimento espontâneo da JS em comparação com o uso de enxerto ósseo para o preenchimento da JS. O presente estudo é o primeiro a utilizar osso enriquecido com CGF e a avaliá-lo em comparação com o preenchimento espontâneo de espaços em implantes colocados imediatamente na maxila anterior com provisionalização.

Num estudo realizado por Sanz M et al. (2016) que comparou a eficácia do enxerto com mineral ósseo bovino desmineralizado com 10% de colagénio (DBBM-C) no espaço entre a superfície do implante e as paredes ósseas internas quando os implantes foram colocados imediatamente na maxila anterior (grupo de teste), a VD do rebordo do implante para a base do defeito (JS) e da crista óssea para a superfície do implante não foi vista como estatisticamente significativa entre os dois grupos (não foi feito enxerto no grupo de controlo). Através de medições diretas do osso utilizando uma sonda periodontal, foram avaliadas as alterações na crista óssea horizontal e vertical em relação ao implante entre a inserção do implante e 16 semanas depois. Isto contrasta com o nosso estudo, em que a alteração na média da VD mesial desde a linha de base até aos 12 meses foi de 0,23 ± 0,95 mm e -0,85 ± 0,61 mm e a VD distal de 0,17 ± 0,63 mm e -0,71 ± 0,38 mm nos grupos de teste e de controlo, respetivamente, e a comparação intergrupos foi considerada estatisticamente significativa. As medições no estudo de Sanz M et al. foram efectuadas clinicamente utilizando uma sonda periodontal após a elevação do retalho na linha de base e, de forma semelhante, no momento da cirurgia da segunda fase, 16 semanas após a colocação do implante, ao contrário do nosso estudo, que seguiu um protocolo de implante sem retalho e não submerso, tendo sido efectuadas medições para a VD na linha de base e 12 meses na CBCT, o que explica as discrepâncias nos resultados.

Experiências em cães (Araujo et al. 20015), estudos em humanos (Schropp et al. 2003a), demonstraram que após a extração dentária, ocorre uma contração acentuada das dimensões do rebordo, e que esta alteração é mais pronunciada a nível vestibular do que a nível palatino/lingual e a colocação imediata de implantes pode não contrariar essa alteração. A quantidade de diminuição da dimensão do rebordo vestibular observada nos locais não enxertados do presente estudo está essencialmente de acordo com o estudo acima mencionado. (41)

No seu estudo, verificaram que a colocação de enxertos ósseos nos defeitos que rodeiam o implante imediato resulta numa redução de 60% no defeito horizontal e numa redução de 90% no defeito vertical, indicando um maior crescimento ósseo. As dimensões dos tecidos duros e moles podem ter sido preservadas pelo enxerto ósseo do espaço vestibular concomitantemente com a implantação do implante imediato, de acordo com uma meta-análise efectuada por Alkudmani et al. e Clementini et al. (41,42,43)

Contrariamente, a investigação de Chen e Buser (32) comparou o enxerto ósseo autógeno com locais de controlo (sem enxerto ósseo) e não encontrou qualquer diferença significativa nas dimensões da largura do defeito vestibular horizontal, na reabsorção da placa vestibular, na altura do defeito vertical ou na profundidade do defeito horizontal no seguimento de 6 meses. Paolantonio et al. (44) apoiaram os resultados de Chen e Buser demonstrando que não é necessário enxerto para a colocação imediata de implantes dentários.

Num estudo de coorte retrospetivo realizado por Tarnow DP et al, foram avaliados 4 grupos de tratamento: sem BGPR = sem enxerto ósseo e sem restauração provisória; (b) PR = sem enxerto ósseo, restauração provisória; (c) BG = enxerto ósseo, sem restauração provisória; e (d) BGPR = enxerto ósseo, restauração provisória. O enxerto ósseo do alvéolo de extração durante a colocação do implante e a estabilidade do material de enxerto através da colocação de um pilar de cicatrização com contornos ou de uma restauração provisória com contornos personalizados permitiram a menor modificação no contorno facial-palatino quando a comparação foi feita entre os 4 grupos. Neste caso, a RW facial-palatina foi medida utilizando um paquímetro digital em cada ponto de medição a 0,1,2,3,5,7,9 mm. Os resultados deste estudo são favoráveis ao nosso estudo e defendem a utilização de enxerto ósseo e provisionalização juntamente com a colocação imediata de implantes na região anterior do maxilar. (45)

Uma comparação radiográfica da AR entre o implante e a crista óssea não revelou nenhum novo desenvolvimento ósseo no estudo de Novaes et al., onde em sua pesquisa com oito cães, eles empregaram uma técnica sem retalho e TCP para preencher a JS. O estudo atual mediu a AR em todos os quatro locais: vestibular, palatino, mesial e distal, e descobriu que havia uma diferença estatisticamente significativa em todos os quatro locais durante a análise intragrupo do grupo não enxertado. Enquanto o grupo enxertado apenas apresenta uma diferença significativa na localização bucal em relação à linha de base. A comparação intergrupos revelou que o grupo de controlo tinha uma região radiolúcida maior no aspeto distal, o que é estatisticamente significativo. Os resultados do presente estudo são consistentes com os de Hall E et al & Polyzois & colegas porque o presente estudo analisou uma AR mínima entre implantes no grupo enxertado, denotando mais BIC e mais preenchimento JS. (46)

Wohrle foi o primeiro a relatar o protocolo para a colocação imediata de implantes e provisionalização na zona estética (47), que subsequentemente foi adotado em numerosos estudos e considerado uma excelente modalidade de tratamento com uma elevada taxa de sucesso/sobrevivência e uma arquitetura gengival estável (48). Para obter um melhor perfil de emergência, a plataforma do implante deve ser localizada apicocoronalmente a pelo menos 3 mm da junção cemento-esmalte do dente adjacente [49] e o mesmo foi seguido no nosso estudo para todos os pacientes em ambos os grupos.

Dado o valor estético de uma prótese suportada por implantes na região anterior, o médico deve examinar não só a longevidade do implante como medida de sucesso, mas também as várias caraterísticas do resultado estético e a estabilidade dos tecidos moles a longo prazo. O resultado estético do presente estudo mostrou um resultado aceitável de 7,96±0,76 para o grupo de controlo após o ajuste dos valores médios da linha de base, ao passo que mostrou um resultado quase perfeito de 8,49±0,82 para o grupo de teste na linha de base, aos 6 e 12 meses. Foi observada uma diferença estatisticamente significativa na comparação intergrupos, que mostra um aumento significativo no grupo de teste em comparação com o grupo de controlo. Isto pode dever-se a uma menor remodelação do osso alveolar no grupo de teste em comparação com o grupo de controlo e ao facto de ter sido efectuada uma carga imediata não oclusal com restauração provisória em infra-oclusão em ambos os grupos.

Tem-se teorizado que a inserção de material de enxerto após a colocação de implantes de extração imediata proporciona um suporte no qual os coágulos sanguíneos se podem organizar e criar espaço que facilita a manutenção do volume dos tecidos. O perfil de emergência da restauração provisória suporta mecanicamente o tecido mole, evitando o seu colapso após a extração do dente. Estudos clínicos e histológicos que apoiam os resultados do nosso estudo mostram que um contorno estético do tecido duro pode ser mantido tanto vertical como horizontalmente quando o espaço entre o implante e a cavidade é preenchido com materiais de enxerto ósseo [50, 51].

Méritos do estudo

1.	Os grupos de tratamento representam cenários clinicamente relevantes e realistas com que os profissionais se confrontam diariamente.

2.	Tempo de tratamento mais curto, preservação da morfologia dos tecidos moles e melhor estética imediata.

3.	Não há necessidade de cirurgia de segunda fase, evita-se a necessidade de prótese removível de transição, melhorando assim a qualidade de vida do paciente.

4.	Os parâmetros dos tecidos duros avaliados no estudo raramente foram medidos em CBCT antes deste estudo.

Limitações do estudo

1.	Período de avaliação a curto prazo (12 meses).

2.	Os resultados do estudo correspondem a uma indicação estreita em locais de pré-molares maxilares a pré-molares com uma parede óssea facial intacta.

3.	As alterações volumétricas dos tecidos durante a cicatrização do local tratado puderam ser medidas em moldes de estudo.

4.	Parâmetros como a densidade óssea e os valores do quociente de estabilidade do implante (ISQ) também devem ser considerados e avaliados, uma vez que afectam os resultados dos parâmetros considerados neste estudo.

Resumo

Este estudo clínico-radiográfico foi um ensaio controlado e aleatório que foi iniciado com o objetivo de avaliar e contrastar as alterações dos tecidos moles e duros à volta dos implantes imediatos com provisionalização e com e sem preenchimento da JS com enxerto ósseo enriquecido com CGF. Os parâmetros clínicos testados na linha de base (após a inserção do implante), 6 meses e após o período de acompanhamento de 12 meses incluíram os seguintes: mPI, mSBI, PPD, GT, RW, TS e VAS para avaliação da dor, que só foram medidos na linha de base. Os parâmetros avaliados pelo CBCT incluíram CBH, BBT, RW, VD, JS e RA. Todos os parâmetros da CBCT foram medidos na linha de base e aos doze meses. 31 pacientes com 40 locais de implante completaram o acompanhamento de 12 meses. 20 implantes imediatos com provisionalização foram colocados e a JS foi preenchida com enxerto ósseo enriquecido com CGF, outros 20 implantes imediatos com provisionalização foram colocados sem preencher a JS. Todos os implantes foram colocados na zona estética maxilar (do segundo pré-molar do lado direito ao segundo pré-molar do lado esquerdo). A prótese definitiva foi colocada 6 meses após a colocação do implante. Não foram observados quaisquer efeitos secundários clinicamente detectáveis ou subjetivamente relatados em qualquer paciente tratado. Este estudo alcançou uma taxa de sucesso global de 97% no exame de acompanhamento de 12 meses, tanto para o grupo de teste como para o grupo de controlo.

Registou-se uma melhoria nos parâmetros clínicos, como o mPI e o mSBI, após extensas recomendações de higiene oral, realizando profilaxia oral em todos os locais. O PPD revelou um intervalo normal ($\leq$5,0 mm) e aumentou significativamente em ambos os grupos, e a pontuação VAS demonstrou o menor desconforto para ambos os grupos. As medidas radiográficas mostraram uma redução na CBH e na RW desde o início até aos 12 meses; no entanto, as reduções foram mais evidentes no grupo de controlo, enquanto os aumentos na BBT, a redução da perda óssea mesial e distal, a JS e a RA foram maiores no grupo de teste aos 12 meses. A colocação imediata de implantes com provisionalização e preenchimento da JS ajuda a reduzir as alterações do rebordo pós-extração e o tempo necessário para substituir os dentes com falhas.

Conclusão

Da análise dos resultados, foram retiradas as seguintes conclusões:

1)   Foram observadas as mesmas taxas de sobrevivência e sucesso em ambos os grupos. Para além disso, mesmo com distâncias significativas entre os espaços, os implantes imediatos não necessitam de enxerto ósseo para atingir a osteointegração.

2)   Apesar de os esforços de restauração provisória com ou sem enxerto ósseo terem sido o único objeto desta investigação, é evidente que este procedimento clínico é necessário para reduzir a extensão da alteração do contorno facial que pode resultar da colocação imediata de implantes é crucial para os clínicos e para a perceção dos resultados estéticos por parte dos pacientes.

3)   O implante imediato colocado com provisionalização na zona estética maxilar com e sem CGF enriquecido com DFDBA demonstrou uma elevada satisfação do paciente em termos de dor sentida durante o protocolo cirúrgico.

4)   O enxerto do espaço JS após a colocação imediata do implante, juntamente com a provisionalização na zona estética anterior, é recomendado com enxerto ósseo enriquecido com CGF.

Bibliografia

1.   Slagter, K. W., den Hartog, L., Bakker, N. A., Vissink, A., Meijer, H. J. A., & Raghoebar, G. M. (2014). Colocação imediata de implantes dentários na zona estética: A Systematic Review and Pooled Analysis. Journal of Periodontology, 85(7), e241-50.

2.   Buser, D., Chappuis, V., Belser, U.C. and Chen, S. (2017), Implant placement post extraction in esthetic single tooth sites: when immediate, when early, when late? Periodontol 2000, 73: 84-102.

3.   Schropp L, Isidor F. Timing da colocação de implantes relativamente à extração dentária. J Oral Rehabil 2008: 35 (Suppl 1): 33- 43.

4.   Albeshri S, Greenstein G. Significância da espessura do osso facial após implantes dentários em cumes cicatrizados: Uma revisão da literatura. Compend Contin Educ Dent. 2021 Oct;42(9):528-35.

5.   Kabi S, Kar R, Samal D, Deepak KC, Kar IB, Mishra N. Colocação imediata de implantes dentários com ou sem enxerto ósseo autógeno: Um estudo comparativo. Natl J Maxillofac Surg. 2020 Jan-Jun;11(1):46-52.

6.   Tsuda H, Rungcharassaeng K, Kan JY, Roe P, Lozada JL, Zimmerman G. Resposta do tecido peri-implantar após enxerto de tecido conjuntivo e osso em conjunto com a substituição imediata de um único dente na zona estética: uma série de casos. Int J Oral Maxillofac Implants 2011: 26: 427-36

7.   Bhombe KR, Bajaj P, Mundada B, Dhadse P, Subhadarsanee C, Oza RR. Efeito combinado da matriz de fibrina rica em plaquetas (PRFM) e do aloenxerto ósseo liofilizado desmineralizado (DFDBA) na colocação imediata de implantes: A Single-Arm Clinical Trial. Cureus. 2022 Sep 29;14(9):e29728.

8.   Elias CN, Meirelle L. Melhorar a osseointegração de implantes dentários. Expert Rev Med Devices 2010;7:24156-.

9.   Lokwani BV, Gupta D, Agrawal RS, Mehta S, Nirmal NJ. A utilização de fator de crescimento concentrado em implantologia dentária: Uma revisão sistemática. J Indian Prosthodont Soc. 2020 Jan-Mar;20(1):3-10.

10.   Esposito M, Grusovin MG, Polyzos IP, Felice P, Worthington HV. Intervenções para a substituição de dentes em falta: implantes dentários em alvéolos de extração recentes (implantes imediatos, imediatos-retardados e retardados). Cochrane Database Syst Rev. 2010 Sep 8;(9):CD005968. doi: 10.1002/14651858.CD005968.pub3. PMID: 20824846.

11. Meng HW, Chien EY, Chien HH. Colocação Imediata de Implantes e Provisionalização na Zona Estética: Um seguimento de 6,5 anos e revisão da literatura. Caso Rep Dent. 2021 Sep 15;2021:4290193.

12. Patel N, Mistry E, Patel N, Mistry E. Uma revisão sobre Tomografia Computadorizada de Feixe Cônico em odontologia. Int J Oral Craniofacial Sci. 2021 Nov 5;7(2):003-7.

13. Meijer HJA, Slagter KW, Vissink A, Raghoebar GM. Espessura do osso bucal em implantes dentários na região anterior do maxilar com grandes defeitos ósseos no momento da colocação imediata do implante: Um estudo de coorte de 1 ano. Clin Implant Dent Relat Res. 2019 Feb;21(1):73-9.

14. Naitoh M, Nabeshima H, Hayashi H, Nakayama T, Kurita K, Ariji E. Avaliação pós-operatória de implantes dentários incisivos utilizando tomografia computorizada de feixe cónico. J Oral Implantol. 2010;36(5):377-84.

15. Mijiritsky E, Mardinger O, Mazor Z, Chaushu G. Provisionalização imediata de implantes unitários em locais de extração recente na zona estética maxilar: até 6 anos de acompanhamento. Implant Dent. 2009 Aug;18(4):326-33.

16. Tan WL, Wong TL, Wong MC, Lang NP. Uma revisão sistemática das alterações dimensionais dos tecidos duros e moles alveolares pós-extraccionais em humanos. Clin Oral Implants Res. 2012;23(suppl 5):1-21.

17. Chu SJ, Salama MA, Garber DA, Salama H, Sarnachiaro GO, Sarnachiaro E, Gotta SL, Reynolds MA, Saito H, Tarnow DP. Flapless Postextraction Socket Implant Placement, Part 2: The Effects of Bone Grafting and Provisional Restoration on Peri-implant Soft Tissue Height and Thickness - A Retrospective Study. Int J Periodontics Restorative Dent. 2015 Nov-Dez;35(6):803-9.

18. Van Nimwegen WG, Goené RJ, Van Daelen AC, Stellingsma K, Raghoebar GM, Meijer HJ. Colocação imediata de implantes e provisionalização na zona estética. J Oral Rehabil. 2016 Oct;43(10):745-52.

19. Amato F, Polara G, Spedicato GA. Alterações Dimensionais dos Tecidos na Colocação de Implantes de Extração Imediata de Dente Único na Zona Estética: Um Estudo Clínico Retrospetivo. Int J Oral Maxillofac Implants. 2018;33(2):439-47.

20. Kan JY, Rungcharassaeng K, Lozada J. Colocação imediata e provisionalização de implantes unitários anteriores maxilares: Estudo prospetivo de 1 ano. Int J Oral Maxillofac Implants. 2003 Jan-Fev;18(1):31-9.

21. Grassi FR, Grassi R, Rapone B, Alemanno G, Balena A, Kalemaj Z. Alterações dimensionais da tábua óssea vestibular em implantes imediatos inseridos através de técnicas de retalho aberto, retalho aberto e enxerto ósseo e sem retalho: Um ensaio clínico controlado e aleatório de tomografia computorizada de feixe cónico. Clin Oral Implants Res. 2019;30(12):1155-64.

22. Yang, Li & Liu, Zhen & Chen, Shu & Xie, Chun & Wu, Bin. O Estudo do Efeito dos Factores de Crescimento Concentrados (CGF) na Regeneração do Novo Osso do Implante Imediato. Pesquisa de Materiais Avançados. 2015; 1088. 500-502. 10.4028/www.scientific.net/AMR.1088.500.

23. Qiao J, Duan J, Zhang Y, Chu Y, Sun C. O efeito de factores de crescimento concentrados no tratamento de defeitos intra-ósseos periodontais. Future Sci OA. 2016 Sep 15;2(4):FS136.

24. Manoj S, Punit J, Chethan H, Nivya J. Um estudo para avaliar o osso formado em torno de implantes de pós-extração imediata enxertados com Fator de Crescimento Concentrado na região posterior da mandíbula. J Osseointegr. 2018;10(4):121-9.

25. Seyssens L, Eeckhout C, Cosyn J. Colocação imediata de implantes com ou sem enxerto de alvéolo: Uma revisão sistemática e meta-análise. Clin Implant Dent Relat Res. 2022 Jun;24(3):339-51.

26. Sharma, Deepali & Gupta, Ankita & Jha, Puja & Sachan, Swapnil & Kumar, Varun & Manhas, Kamaljeet & Vaid, Pulkit. Avaliação da eficácia clínica da colocação imediata de implantes em cavidades infectadas desbridadas utilizando aloenxerto ósseo desmineralizado liofilizado e membrana de fibrina rica em plaquetas: um ensaio clínico. Revista Internacional de Ensaios Clínicos. 2022 9. 10.18203/2349-3259.ijct20220059.

27. Joshi V, Gupta S. Colocação imediata de implantes na região estética anterior e avaliação utilizando a tecnologia de tomografia computorizada de feixe cónico. J Int Oral Health. 2015;7(Suppl 2):99-102.

28. Jacobs R, Salmon B, Codari M, Hassan B, Bornstein MM. Tomografia computorizada de feixe cónico em implantologia: recomendações para utilização clínica. BMC Oral Health. 2018 May 15;18(1):88.

29. Kolte AP, Kolte RA, Pakhmode RAV. Avaliação da largura do osso alveolar vestibular e lingual na região posterior em locais dentados e edêntulos: Um estudo de tomografia computorizada de feixe cónico. J Indian Soc Periodontol. 2020 Jan-Fev;24(1):26-31.

30. Bungthong W, Amornsettachai P, Luangchana P, Chuenjitkuntaworn B, Suphangul S. Alteração da dimensão óssea após a colocação imediata de implantes em dentes posteriores com CBCT: um estudo clínico prospetivo de 6 meses. Molecules. 2022 Jan 18;27(3):608.

31. Testori T, Bianchi F, Del Fabbro M, Capelli M, Zuffetti F, Berlucchi I, Taschieri S, Francetti L, Weinstein RL. Pontuação estética do implante para avaliar o resultado: carga imediata na zona estética. Pract Proced Aesthet Dent. 2005 Mar;17(2):123-30.

32. den Hartog L, Raghoebar GM, Stellingsma K, Vissink A, Meijer HJ. Carga imediata não oclusal de implantes unitários na zona estética: um ensaio clínico aleatório. J Clin Periodontol. 2011 Feb;38(2):186-94.

33. Mombelli A, van Oosten MA, Schurch E, Jr, Land NP. A microbiota associada a implantes de titânio osseointegrados bem sucedidos ou falhados. *Oral Microbiol Immunol.* 1987;2:145-51.

34. Brägger U, Bürgin WB, Hämmerle CH, Lang NP. Associações entre parâmetros clínicos avaliados à volta de implantes e dentes. *Clin Oral Implants Res.* 1997;8:412-21.

35. Bhutani N, Fatima G, Rampure N, Tapashetti R, Prabhu SS, Rahman F. Avaliação estética de implantes imediatos anteriores da maxila com provisionalização com ou sem enxerto ósseo. J Contemp Dent Pract. 2021 Oct 1;22(10):1105-12.

36. Chen ST, Darby IB, Reynolds EC. Um estudo clínico prospetivo de implantes imediatos não submersos: resultados clínicos e resultados estéticos. Clin Oral Implants Res. 2007;18:552-62.

37. Novaes AB Jr, et al Remodelação da tábua óssea vestibular após colocação imediata de implantes com e sem enxerto ósseo sintético e cirurgia flapless: estudo radiográfico em cães. J Oral Implantol. 2012 Dec;38(6):687-98.

38. Sanz M, Lindhe J, Alcaraz J, Sanz-Sanchez I, Cecchinato D. O efeito da colocação de um enxerto de substituição óssea no espaço em implantes imediatamente colocados: um ensaio clínico aleatório. Clin Oral Implants Res. 2017 Ago;28(8):902-10.

39. Koutouzis T, Lundgren T. Alterações ao nível da crista óssea à volta de implantes colocados em alvéolos pós-extração aumentados com aloenxerto ósseo desmineralizado liofilizado: um estudo radiográfico retrospetivo. J Periodontol. 2010;81(10).

40. den Hartog L, Raghoebar GM, Stellingsma K, Vissink A, Meijer HJ. Carga imediata não oclusal de implantes unitários na zona estética: um ensaio clínico aleatório. J Clin Periodontol. 2011 Feb;38(2):186-94. doi: 10.1111/j.1600-051X.2010.01650.x. Epub 2010 Nov 18. PMID: 21087294.

41. Pitman J, Seyssens L, Christiaens V, Cosyn J. Colocação imediata de implantes com ou sem provisionalização imediata: Uma revisão sistemática e meta-análise. J Clin Periodontol. 2022 Oct;49(10):1012-1023. doi: 10.1111/jcpe.13686. Epub 2022 Jul

15. PMID: 35734911.

42. Chen ST, Buser D. Resultados clínicos e estéticos de implantes colocados em locais pós-extração. Int J Oral Maxillofac Implants. 2009;24(suppl):186-217.

43. Kim TH, Kim SH, Sándor GK, Kim YD. Comparação de plasma rico em plaquetas (PRP), fibrina rica em plaquetas (PRF) e fator de crescimento concentrado (CGF) na cicatrização de defeitos em crânio de coelho. Arch Oral Biol. 2014 maio;59(5):550-8. doi: 10.1016/j.archoralbio.2014.02.004. Epub 2014 Feb 15. PMID: 24667430.

44. Tarnow D. Colocação imediata ou tardia do encaixe: o que sabemos, o que pensamos saber e o que não sabemos. Apresentado em: Encontro Anual da Academia Americana de Periodontologia; 14 de novembro de 2011; Miami Beach, FL.

45. Chu SJ, Salama MA, Salama H, et al. O conceito terapêutico de zona dupla para gerir a colocação imediata de implantes e a restauração provisória em alvéolos de extração anteriores. Compend Contin Educ Dent. 2012;33:524-532, 534.

46. Buser D, Weber HP. Integração tecidular de implantes ITI de uma fase: Resultados de 3 anos de um estudo longitudinal com implantes Hollow-Cylinder e HollowScrew. Int J Oral Maxillofac Implants 1991;6(4):L405-L412. PMID: 1820309.

47. Wu D, Zhou L, Lin J, Chen J, Huang W, Chen Y. Colocação imediata de implantes em dentes anteriores com material de enxerto de osso dentário autógeno vs osso xenogénico. BMC Oral Health. 2019 Dec 2;19(1):266. doi: 10.1186/s12903-019-0970-7. PMID: 31791302; PMCID: PMC6889614.

48. Elaskary A, Abdelrahman H, Elsabagh HH, El-Kimary GI. O enxerto da lacuna de salto em implantes anteriores colocados imediatamente usando a terapia de soquete vestibular influencia a espessura do osso labial? J Oral Maxillofac Surg. 2022 Ago;80(8):1398-1407. doi: 10.1016/j.joms.2022.05.001. Epub 2022 May 13. PMID: 35688272.

49. AlKudmani H, Al Jasser R, Andreana S. É necessário enxerto ósseo ou regeneração óssea guiada aquando da colocação de implantes dentários imediatos? Uma revisão sistemática. *Implant Dent.* 2017;26:936-44.

50. Clementini M, Tiravia L, De Risi V, Vittorini Orgeas G, Mannocci A, de Sanctis M. Alterações dimensionais após a colocação imediata de implantes com ou sem procedimentos regenerativos simultâneos: Uma revisão sistemática e meta-análise. *J Clin Periodontol.* 2015;42:666-77.

51. Paolantonio M, Dolci M, Scarano A, d'Archivio D, di Placido G, Tumini V, et al. Implantação imediata em alvéolos de extração recentes. Um estudo clínico e histológico controlado no homem. *J Periodontol.* 2001;72:1560-71.

52. Tarnow DP, Chu SJ, Salama MA, Stappert CF, Salama H, Garber DA,

Sarnachiaro GO, Sarnachiaro E, Gotta SL, Saito H. Colocação de implantes em alvéolos pós-extração sem retalho na zona estética: parte 1. O efeito do enxerto ósseo e/ou restauração provisória na alteração dimensional do rebordo facial-palatino - um estudo de coorte retrospetivo. Int J Periodontics Restorative Dent. 2014 May-Jun;34(3):323-31. doi: 10.11607/prd.1821. PMID: 24804283.

53.   Novaes AB Jr, et al Remodelação da tábua óssea vestibular após a colocação imediata de implantes com e sem enxerto ósseo sintético e cirurgia flapless: estudo radiográfico em cães. J Oral Implantol. 2012 Dec;38(6):687-98.

54.   P. S. Wohrle, "Substituição de um único dente na zona estética com provisionalização imediata: catorze relatos de casos consecutivos," Practical Periodontics and Aesthetic Dentistry, vol. 10, n.º 9, pp. 1107-1114, 1998.

55.   T. De Rouck, K. Collys e J. Cosyn, "Single-tooth replacement in the anterior maxilla by means of immediate implantation and provisionalization: a review", The International Journal of Oral & Maxillofacial Implants, vol. 23, no. 5, pp. 897-904, 2008.

56.   J. Y. K. Kan, K. Rungcharassaeng, M. Deflorian, T. Weinstein, H. L. Wang e T. Testori, "Immediate implant placement and provisionalization of maxillary anterior single implants", Periodontol 2000, vol. 77, n.º 1, pp. 197-212, 2018.

57.   M. G. Araujo, E. Linder, e J. Lindhe, "Bio-Oss collagen in the buccal gap at immediate implants: a 6-month study in the dog," Clinical Oral Implants Research, vol. 22, n.º 1, pp. 1-8, 2011.

58.   S. T. Chen, I. B. Darby, e E. C. Reynolds, "Um estudo clínico prospetivo de implantes imediatos não submersos: resultados clínicos e resultados estéticos," Clinical Oral Implants Research, vol. 18, no. 5, pp. 552-662, 2007.

59.   Jivraj S, Corrado P, Chee W. An interdisciplinary approach to treatment planning in implant dentistry. Br Dent J. 2007 Jan 13;202(1):11-7. doi: 10.1038/bdj.2006.106. PMID: 17220847.

60.   Buser D, Weber HP. Integração tecidular de implantes ITI de uma fase: Resultados de 3 anos de um estudo longitudinal com implantes Hollow-Cylinder e HollowScrew. Int J Oral Maxillofac Implants 1991;6(4):L405-L412. PMID: 1820309.

61.   Noelken R, Moergel M, Kunkel M, Wagner W. Inserção imediata e sem retalho de implantes e provisionalização utilizando enxertos ósseos autógenos na zona estética: resultados de 5 anos. Clin Oral Implants Res. 2018 Mar;29(3):320-327. doi: 10.1111/clr.13119. PMID: 29537706.

Tabelas

Tabela 1: Caraterísticas demográficas e do implante dos pacientes nos dois grupos de estudo

Caraterísticas	Grupo de teste (N=15)	Grupo de controlo (N=16)	Valor de p
Idade em anos	36.20 ± 13.01	38.31 ± 12.69	0.651*
Género [n (%)]			
Masculino	9 (60.0)	10 (62.5)	0.999†
Feminino	6 (40.0)	6 (37.5)	
Tamanho do implante [n (%)]			
4.2× 11.5	0 (0)	2 (10.0)	0.670†
4.2× 13	10 (50.0)	12 (60.0)	
4× 16	1 (5.0)	0 (0)	
4.2× 16	1 (5.0)	1 (5.0)	
5× 11.5	3 (15.0)	2 (10.0)	
5× 13	4 (20)	2 (10.0)	
5× 16	1 (5.0)	1 (5.0)	
Locais de implante [n (%)]			
11	3 (15.0)	1 (5.0)	0.629†
12	2 (10.0)	2 (10.0)	
13	1 (5.0)	1 (5.0)	
14	3 (15.0)	0 (0)	
15	2 (10.0)	5 (25.0)	
21	3 (15.0)	4 (20.0)	
22	1 (5.0)	2 (10.0)	
23	0 (0)	0 (0)	
24	2 (10.0)	3 (15.0)	
25	3 (15.0)	2 (10.0)	

*Obtido através do teste t para amostras independentes; †Obtido através do teste do qui-quadrado de Pearson

Tabela 2: Comparação dos parâmetros clínicos nos grupos e entre grupos

Parâmetro	Grupo	Média ± DP (IC 95%)			Valor de p[1]
		Linha de base	6 meses	12 meses	
mPI	Teste [N=19]	1.53 ± 0.51 (1.28, 1.77)	0.63 ± 0.50 (0.39, 0.87)	0.37 ± 0.50 (0.13, 0.61)	**< 0.0001**
	Controlo [N=21]	1.38 ± 0.50 (1.15, 1.61)	0.67 ± 0.58 (0.40, 0.93)	0.33 ± 0.48 (0.11, 0.55)	**< 0.0001**
	Valor de p[2]	0.369	0.839	0.822	
mSBI	Teste [N=19]	1.00 ± 0.82 (0.61, 1.39)	0.84 ± 0.60 (0.55, 1.13)	0.68 ± 0.48 (0.45, 0.91)	0.335
	Controlo [N=21]	1.05 ± 0.67 (0.74, 1.35)	0.95 ± 0.59 (0.68, 1.22)	0.71 ± 0.46 (0.50, 0.92)	0.075
	Valor de p[2]	0.841	0.562	0.841	
PPD	Teste [N=19]	2.26 ± 0.49 (2.03, 2.50)	2.63 ± 0.37 (2.45, 2.81)	2.72 ± 0.42 (2.52, 2.93)	**< 0.0001**
	Controlo [N=21]	2.26 ± 0.50 (2.04, 2.49)	2.57 ± 0.36 (2.41, 2.74)	2.77 ± 0.29 (2.64, 2.91)	**< 0.0001**
	Valor de p[2]	0.994	0.606	0.664	
RW - 2mm	Teste [N=19]	10.95 ± 1.52 (10.21, 11.68)	10.65 ± 1.68 (9.84, 11.46)	10.49 ± 1.75 (9.65, 11.33)	**0.001**
	Controlo [N=21]	10.36 ± 1.43 (9.71, 11.01)	10.01 ± 1.40 (9.37, 10.65)	9.75 ± 1.42 (9.11, 10.40)	**< 0.0001**
	Valor de p[2]	0.214	0.199	0.15	
RW - 4mm	Teste [N=19]	11.72 ± 1.69 (10.90, 12.53)	11.32 ± 1.95 (10.38, 12.26)	11.11 ± 2.01 (10.14, 12.07)	**< 0.0001**
	Controlo [N=21]	10.97 ± 1.38 (10.34, 11.60)	10.57 ± 1.44 (9.92, 11.23)	10.25 ± 1.40 (9.61, 10.89)	**< 0.0001**
	Valor de p[2]	0.134	0.172	0.125	
GT	Teste [N=19]	1.94 ± 0.24 (1.82, 2.05)	1.68 ± 0.21 (1.58, 1.79)	1.62 ± 0.23 (1.51, 1.73)	**< 0.0001**
	Controlo [N=21]	1.93 ± 0.11 (1.88, 1.98)	1.74 ± 0.15 (1.67, 1.81)	1.66 ± 0.18 (1.58, 1.74)	**< 0.0001**
	Valor de p[2]	0.888	0.359	0.533	

[1]Obtido utilizando a análise de variância de medidas repetidas;[2] Obtido utilizando o teste t para amostras independentes; O valor p a negrito indica significância estatística

Tabela 3: Comparação da TS dentro e entre grupos

Parâmetro	Grupo	Média ± DP (IC 95%)			Valor de p[1]
		Linha de base	6 meses	12 meses	
TS	Teste [N=19]	7.72 ± 0.67 (7.39 ,8.05)	8.44 ± 1.15 (7.87 ,9.02)	8.44 ± 1.15 (7.87 ,9.02)	**< 0.0001**
	Controlo [N=21]	7.81 ± 0.68 (7.5 ,8.12)	8.00 ± 0.84 (7.62 ,8.38)	8.00 ± 0.84 (7.62 ,8.38)	0.202
	Valor de p[3]	0.561	0.254	0.172	

[1]Obtido através da ANOVA de Friedman;[3] Obtido através do teste U de Mann-Whitney; Os valores de p em negrito indicam significância estatística

Tabela 4: Comparação dos parâmetros clínicos aos 12 meses (final do estudo) entre os dois grupos após o ajuste com a respectiva linha de base

Parâmetro	Grupo	Média ± DP (IC 95%)** aos 12 meses	Valor P*
mPI	Teste [N=19]	0.34 ± 0.46 (0.13, 0.55)	0.894
	Controlo [N=21]	0.36 ± 0.44 (0.16, 0.56)	
mSBI	Teste [N=19]	0.69 ± 0.48 (0.46, 0.91)	0.846
	Controlo [N=21]	0.71 ± 0.45 (0.5, 0.92)	
PPD	Teste [N=19]	2.72 ± 0.22 (2.62, 2.83)	0.468
	Controlo [N=21]	2.77 ± 0.21 (2.68, 2.87)	
RW - 2mm	Teste [N=19]	10.17 ± 0.41 (9.98, 10.36)	0.352
	Controlo [N=21]	10.04 ± 0.39 (9.86, 10.23)	
RW - 4mm	Teste [N=19]	10.69 ± 0.49 (10.46, 10.91)	0.739
	Controlo [N=21]	10.63 ± 0.46 (10.42, 10.85)	
GT	Teste [N=19]	1.62 ± 0.17 (1.54, 1.7)	0.389
	Controlo [N=21]	1.66 ± 0.16 (1.59, 1.74)	

*Obtido utilizando ANCOVA unidirecional após ajustamento com os valores de referência do respetivo parâmetro; **Médias marginais estimadas após ajustamento com os valores de referência

Tabela 5: Comparação da TS aos 12 meses (final do estudo) entre os dois grupos após o ajuste com a respectiva linha de base

Parâmetro	Grupo	Média ± DP (IC 95%)** aos 12 meses	Valor P*
TS	Teste [N=19]	8.49 ± 0.82 (8.11, 8.87)	**0.048**
	Controlo [N=21]	7.96 ± 0.76 (7.61, 8.32)	

*Obtido utilizando ANCOVA unidirecional após ajustamento com a linha de base; **Médias marginais estimadas após ajustamento com a linha de base; Os valores de p a negrito indicam significância estatística

Tabela 6: Comparação da *CBH* dentro e entre grupos

Parâmetro	Grupo	Média ± DP (IC 95%)		Valor de p[1]
		Linha de base	12 meses	
CBH - Mesial	Teste [N=19]	2.60 ± 1.19 (2.03, 3.17)	2.70 ± 1.32 (2.07, 3.33)	0.741
	Controlo [N=21]	2.33 ± 0.62 (2.04, 2.61)	2.81 ± 0.68 (2.50, 3.12)	**< 0.0001**
	Valor de p[2]	0.364	0.739	
CBH - Meio-facial	Teste [N=19]	3.07 ± 1.12 (2.53, 3.61)	2.54 ± 0.88 (2.12, 2.96)	0.094
	Controlo [N=21]	2.49 ± 0.73 (2.16, 2.82)	3.12 ± 0.56 (2.87, 3.38)	**< 0.0001**
	Valor de p[2]	0.054	**0.016**	
CBH - Distal	Teste [N=19]	2.30 ± 0.81 (1.91, 2.69)	2.02 ± 0.96 (1.55, 2.48)	0.267
	Controlo [N=21]	2.32 ± 0.68 (2.01, 2.63)	2.58 ± 0.69 (2.26, 2.89)	**< 0.0001**
	Valor de p[2]	0.936	**0.04**	

[1]Obtido utilizando o teste t emparelhado; [2] Obtido utilizando o teste t para amostras independentes; Os valores p a negrito indicam significância estatística

Tabela 7: Comparação da *BBT* (mm) dentro e entre grupos

Parâmetro	Grupo	Média ± DP (IC 95%)		Valor de p[1]
		Linha de base	12 meses	
BBT no cume	Teste [N=19]	2.28 ± 0.81 (1.89, 2.68)	2.05 ± 0.78 (1.68, 2.43)	0.246
	Controlo [N=21]	1.46 ± 0.53 (1.22, 1.70)	1.18 ± 0.41 (0.99, 1.37)	**< 0.0001**
	Valor de p[2]	**< 0.0001**	**< 0.0001**	
BBT a 5 mm da crista	Teste [N=19]	2.18 ± 0.86 (1.77, 2.60)	2.06 ± 0.76 (1.70, 2.43)	0.541
	Controlo [N=21]	1.33 ± 0.41 (1.14, 1.51)	1.33 ± 0.40 (1.15, 1.51)	0.960
	Valor de p[2]	**< 0.0001**	**< 0.0001**	
BBT a 10 mm da crista	Teste [N=19]	1.84 ± 0.92 (1.39, 2.28)	1.78 ± 0.62 (1.48, 2.08)	0.751
	Controlo [N=21]	1.85 ± 0.64 (1.56, 2.14)	1.82 ± 0.39 (1.64, 2.00)	0.825
	Valor de p[2]	0.966	0.832	

[1]Obtido utilizando o teste t emparelhado; [2] Obtido utilizando o teste t para amostras independentes; Os valores p a negrito indicam significância estatística

Tabela 8: Comparação da *RW* (mm) dentro e entre grupos

| .parâmetro | Grupo | Média ± DP (IC 95%) | | Valor de p[1] |
		Linha de base	12 meses	
RW a 2 mm da crista	Teste [N=19]	9.48 ± 1.32 (8.84, 10.12)	9.25 ± 0.92 (8.81, 9.69)	0.483
	Controlo [N=21]	8.19 ± 1.07 (7.70, 8.68)	7.89 ± 0.78 (7.53, 8.25)	**0.01**
	Valor de p[2]	**0.002**	**< 0.0001**	
RW a 4 mm da crista	Teste [N=19]	9.97 ± 1.63 (9.19, 10.76)	9.93 ± 0.89 (9.50, 10.36)	0.925
	Controlo [N=21]	8.57 ± 1.01 (8.11, 9.03)	8.10 ± 0.82 (7.73, 8.47)	**< 0.0001**
	Valor de p[2]	**0.002**	**< 0.0001**	

[1] Obtido utilizando o teste t emparelhado; [2] Obtido utilizando o teste t para amostras independentes; Os valores p a negrito indicam significância estatística

Tabela 9: Comparação de *VD* (mm) dentro e entre grupos

| Parâmetro | Grupo | Média ± DP (IC 95%) | | Valor de p[1] |
		Linha de base	12 meses	
VD - mesial	Teste [N=19]	2.14 ± 0.56 (1.87, 2.41)	1.91 ± 0.76 (1.54, 2.28)	0.301
	Controlo [N=21]	0.77 ± 0.58 (0.51, 1.04)	1.62 ± 0.46 (1.42, 1.83)	**< 0.0001**
	Valor de p[2]	**< 0.0001**	0.152	
VD - distal	Teste [N=19]	1.56 ± 0.73 (1.21, 1.92)	1.39 ± 0.36 (1.22, 1.57)	0.262
	Controlo [N=21]	1.43 ± 0.91 (1.02, 1.85)	2.15 ± 0.87 (1.75, 2.54)	**< 0.0001**
	Valor de p[2]	0.624	**0.001**	

[1] Obtido utilizando o teste t emparelhado; [2] Obtido utilizando o teste t para amostras independentes; Os valores p a negrito indicam significância estatística

Tabela 10: Comparação de *JS* (mm) dentro e entre grupos

Parâmetro	Grupo	Média ± DP (IC 95%)		Valor de p[1]
		Linha de base	12 meses	
JS - bucal	Teste [N=19]	2.34 ± 0.58 (2.06, 2.62)	0.43 ± 0.40 (0.24, 0.62)	**< 0.0001**
	Controlo [N=21]	2.20 ± 0.30 (2.06, 2.33)	1.45 ± 0.38 (1.28, 1.62)	**< 0.0001**
	Valor de p[2]	0.313	**< 0.0001**	
JS - palatal	Teste [N=19]	1.11 ± 0.48 (0.88, 1.34)	0.42 ± 0.34 (0.26, 0.58)	**< 0.0001**
	Controlo [N=21]	1.20 ± 0.63 (0.91, 1.49)	0.82 ± 0.42 (0.63, 1.01)	**< 0.0001**
	Valor de p[2]	0.617	**0.002**	
JS - mesial	Teste [N=19]	1.23 ± 0.44 (1.02, 1.44)	0.36 ± 0.32 (0.20, 0.51)	**< 0.0001**
	Controlo [N=21]	1.37 ± 0.35 (1.21, 1.53)	0.91 ± 0.39 (0.73, 1.09)	**< 0.0001**
	Valor de p[2]	0.251	**< 0.0001**	
JS - distal	Teste [N=19]	1.45 ± 0.55 (1.19, 1.72)	0.29 ± 0.41 (0.09, 0.49)	**< 0.0001**
	Controlo [N=21]	1.06 ± 0.47 (0.85, 1.27)	0.94 ± 0.25 (0.83, 1.06)	0.25
	Valor de p[2]	**0.02**	**< 0.0001**	

[1]Obtido utilizando o teste t emparelhado; [2] Obtido utilizando o teste t para amostras independentes; Os valores p a negrito indicam significância estatística

Tabela 11: Comparação da *AR* dentro e entre grupos

Parâmetro	Grupo	Média ± DP (IC 95%)		Valor de p[1]
		Linha de base	12 meses	
RA	Teste [N=19]	0.55 ± 0.52 (0.30, 0.80)	0.19 ± 0.38 (0.00, 0.37)	**0.026**
	Controlo [N=21]	0.45 ± 0.45 (0.24, 0.65)	0.98 ± 0.52 (0.74, 1.21)	**0.002**
	Valor de p[2]	0.5	**< 0.0001**	
RA	Teste [N=19]	0.47 ± 0.79 (0.10, 0.85)	0.43 ± 0.55 (0.16, 0.69)	0.849
	Controlo [N=21]	0.55 ± 0.53 (0.31, 0.79)	1.23 ± 0.82 (0.86, 1.60)	**0.006**
	Valor de p[2]	0.726	**0.001**	
RA	Teste [N=19]	0.97 ± 0.59 (0.69, 1.26)	0.64 ± 0.40 (0.45, 0.83)	0.062
	Controlo [N=21]	0.90 ± 0.68 (0.59, 1.20)	1.20 ± 0.58 (0.94, 1.47)	**0.023**
	Valor de p[2]	0.699	**0.001**	
RA	Teste [N=19]	0.81 ± 0.65 (0.49, 1.12)	0.85 ± 0.49 (0.61, 1.08)	0.781

| | Controlo [N=21] | 0.81 ± 0.50 (0.58, 1.04) | 1.12 ± 0.71 (0.80, 1.45) | **0.014** |
| | Valor de p[2] | 0.982 | 0.164 | |

[1]Obtido utilizando o teste t emparelhado;[2] Obtido utilizando o teste t para amostras independentes; Os valores p a negrito indicam significância estatística

Tabela 12: Comparação da *CBH* (mm) aos 12 meses entre os dois grupos após ajuste com a linha de base

Parâmetro	Grupo	Média ± DP (IC 95%)** aos 12 meses	Valor P*
CBH - Mesial	Teste [N=19]	2.61 ± 0.86 (2.21, 3.01)	0.311
	Controlo [N=21]	2.89 ± 0.82 (2.51, 3.27)	
CBH -Meio facial	Teste [N=19]	2.45 ± 0.7 (2.13, 2.77)	**0.002**
	Controlo [N=21]	3.21 ± 0.66 (2.9, 3.51)	
CBH - Distal	Teste [N=19]	2.02 ± 0.7 (1.7, 2.35)	**0.018**
	Controlo [N=21]	2.57 ± 0.67 (2.26, 2.88)	

*Obtido utilizando ANCOVA unidirecional após ajuste com valores de base; **Médias marginais estimadas após ajuste com valores de base; Valores de p em negrito indicam significância estatística

Tabela 13: Comparação da *BBT* (mm) aos 12 meses entre os dois grupos, depois de ajustada à linha de base

Parâmetro	Grupo	Média ± DP (IC 95%)** aos 12 meses	Valor P*
BBT no cume	Teste [N=19]	1.84 ± 0.57 (1.57, 2.11)	**0.022**
	Controlo [N=21]	1.37 ± 0.54 (1.12, 1.62)	
BBT a 5 mm da crista	Teste [N=19]	1.88 ± 0.6 (1.6, 2.16)	0.069
	Controlo [N=21]	1.5 ± 0.56 (1.24, 1.76)	
BBT a 10 mm da crista	Teste [N=19]	1.79 ± 0.43 (1.59, 1.99)	0.821
	Controlo [N=21]	1.82 ± 0.41 (1.63, 2.01)	

*Obtido utilizando ANCOVA unidirecional após ajuste com valores de base; **Médias marginais estimadas após ajuste com valores de base; Valores de p em negrito indicam significância estatística

Tabela 14: Comparação da *RW* (mm) aos 12 meses entre os dois grupos após o ajuste com a linha de base

Parâmetro	Grupo	Média ± DP (IC 95%)** aos 12 meses	Valor P*
RW a 2 mm da crista	Teste [N=19]	8.99 ± 0.77 (8.63, 9.34)	**0.002**
	Controlo [N=21]	8.13 ± 0.73 (7.79, 8.47)	
RW a 4 mm da crista	Teste [N=19]	9.80 ± 0.89 (9.38, 10.21)	**< 0.0001**
	Controlo [N=21]	8.22 ± 0.84 (7.83, 8.61)	

*Obtido utilizando ANCOVA unidirecional após ajuste com valores de base; **Médias marginais estimadas após ajuste com valores de base; Valores de p em negrito indicam significância estatística

Tabela 15: Comparação da *VD* (mm) aos 12 meses entre os dois grupos após ajuste com a linha de base

Parâmetro	Grupo	Média ± DP (IC 95%)** aos 12 meses	Valor P*
VD - mesial	Teste [N=19]	1.81 ± 0.83 (1.42, 2.2)	0.763
	Controlo [N=21]	1.72 ± 0.77 (1.36, 2.07)	
VD - distal	Teste [N=19]	1.35 ± 0.43 (1.15, 1.55)	**< 0.0001**
	Controlo [N=21]	2.19 ± 0.41 (2, 2.38)	

*Obtido utilizando ANCOVA unidirecional após ajuste com valores de base; **Médias marginais estimadas após ajuste com valores de base; Valores de p em negrito indicam significância estatística

Tabela 16: Comparação de *JS* (mm) aos 12 meses entre os dois grupos após ajuste com a linha de base

Parâmetro	Grupo	Média ± DP (IC 95%)** aos 12 meses	Valor P*
JS - bucal	Teste [N=19]	0.42 ± 0.39 (0.24, 0.61)	**< 0.0001**
	Controlo [N=21]	1.46 ± 0.37 (1.29, 1.63)	
JS - palatal	Teste [N=19]	0.44 ± 0.34 (0.28, 0.59)	**0.002**
	Controlo [N=21]	0.81 ± 0.32 (0.65, 0.95)	
JS - mesial	Teste [N=19]	0.38 ± 0.34 (0.22, 0.54)	**< 0.0001**
	Controlo [N=21]	0.89 ± 0.33 (0.74, 1.04)	
JS - distal	Teste [N=19]	0.25 ± 0.34 (0.09, 0.4)	**< 0.0001**
	Controlo [N=21]	0.98 ± 0.32 (0.83, 1.13)	

*Obtido utilizando ANCOVA unidirecional após ajuste com valores de base; **Médias marginais estimadas após ajuste com valores de base; Valores de p em negrito indicam significância estatística

Tabela 17: Comparação da *AR* aos 12 meses entre os dois grupos após o ajuste com a linha de base

Parâmetro	Grupo	Média ± DP (IC 95%)** aos 12 meses	Valor P*
RA	Teste [N=19]	0.19 ± 0.47 (-0.03, 0.41)	**< 0.0001**
RA	Controlo [N=21]	0.98 ± 0.44 (0.77, 1.18)	**< 0.0001**
RA	Teste [N=19]	0.42 ± 0.7 (0.09, 0.75)	**0.001**
RA	Controlo [N=21]	1.24 ± 0.67 (0.92, 1.55)	**0.001**
RA	Teste [N=19]	0.63 ± 0.48 (0.41, 0.85)	**< 0.0001**
RA	Controlo [N=21]	1.22 ± 0.45 (1.01, 1.43)	**< 0.0001**
RA	Teste [N=19]	0.85 ± 0.54 (0.6, 1.1)	0.115
RA	Controlo [N=21]	1.12 ± 0.51 (0.89, 1.36)	0.115

*Obtido utilizando ANCOVA unidirecional após ajuste com valores de base; **Médias marginais estimadas após ajuste com valores de base; Valores de p em negrito indicam significância estatística

Tabela 18: Comparação da alteração dos parâmetros clínicos entre os dois grupos

Parâmetro	Grupo	Alteração do parâmetro [Média ± DP (IC 95%)]		
		Linha de base - 6 meses	Linha de base - 12 meses	6 meses - 12 meses
mPI	Teste [N=19]	0.89 ± 0.57 (0.62 ,1.17)	1.16 ± 0.6 (0.87 ,1.45)	0.26 ± 0.65 (-0.05 ,0.58)
	Controlo [N=21]	0.71 ± 0.46 (0.5 ,0.92)	1.05 ± 0.5 (0.82 ,1.27)	0.33 ± 0.58 (0.07 ,0.6)
	Valor P*	0.275	0.53	0.72
mSBI	Teste [N=19]	0.16 ± 1.07 (-0.36 ,0.67)	0.32 ± 1.06 (-0.19 ,0.83)	0.16 ± 0.6 (-0.13 ,0.45)
	Controlo [N=21]	0.1 ± 0.77 (-0.25 ,0.45)	0.33 ± 0.66 (0.03 ,0.63)	0.24 ± 0.44 (0.04 ,0.44)
	Valor P*	0.831	0.95	0.63
PPD	Teste [N=19]	-0.37 ± 0.21 (-0.47 ,-0.27)	-0.46 ± 0.22 (-0.57 ,-0.35)	-0.09 ± 0.19 (-0.18 ,0)
	Controlo [N=21]	-0.31 ± 0.31 (-0.45 ,-0.17)	-0.51 ± 0.35 (-0.67 ,-0.35)	-0.2 ± 0.26 (-0.32 ,-0.09)
	Valor P*	0.486	0.587	0.135
RW - 2mm	Teste [N=19]	0.3 ± 0.4 (0.11 ,0.49)	0.46 ± 0.54 (0.2 ,0.72)	0.16 ± 0.27 (0.03 ,0.29)
	Controlo [N=21]	0.35 ± 0.26 (0.23 ,0.46)	0.6 ± 0.22 (0.5 ,0.71)	0.26 ± 0.28 (0.13 ,0.39)
	Valor P*	0.651	0.259	0.265
RW - 4mm	Teste [N=19]	0.39 ± 0.44 (0.18 ,0.61)	0.61 ± 0.58 (0.33 ,0.89)	0.22 ± 0.39 (0.03 ,0.4)
	Controlo [N=21]	0.4 ± 0.33 (0.25 ,0.55)	0.72 ± 0.39 (0.54 ,0.9)	0.32 ± 0.36 (0.15 ,0.48)
	Valor P*	0.966	0.487	0.389

GT	Teste [N=19]	0.25 ± 0.13 (0.19 ,0.32)	0.32 ± 0.2 (0.22 ,0.41)	0.06 ± 0.12 (0.01 ,0.12)
	Controlo [N=21]	0.19 ± 0.1 (0.14 ,0.24)	0.27 ± 0.16 (0.19 ,0.34)	0.08 ± 0.13 (0.02 ,0.14)
	Valor P*	0.103	0.387	0.746

*Obtido utilizando o teste t para amostras independentes

Tabela 19: Comparação da variação da TS entre os dois grupos

Parâmetro	Grupo	Alteração do parâmetro [Média ± DP (IC 95%)]		
		Linha de base - 6 meses	Linha de base - 12 meses	6 meses - 12 meses
TS	Teste [N=19]	-0.72 ± 0.89 (-1.17 ,-0.28)	-0.72 ± 0.89 (-1.17 ,-0.28)	0 ± 0 (0 ,0)
	Controlo [N=21]	-0.19 ± 0.60 (-0.46 ,0.08)	-0.19 ± 0.68 (-0.5 ,0.12)	0 ± 0.32 (-0.14 ,0.14)
	Valor de p**	**0.009**	**0.015**	0.999

**Obtido através do teste U de Mann-Whitney; os valores de p em negrito indicam significância estatística

Tabela 20: Comparação da alteração da *CBH* (mm) entre os dois grupos

Parâmetro	Grupo	Média ± DP (IC 95%)
		Linha de base - 12 meses
CBH - Mesial	Teste [N=19]	-0.1 ± 1.3 (-0.73 ,0.53)
	Controlo [N=21]	-0.48 ± 0.25 (-0.59 ,-0.37)
	Valor P*	0.195
CBH -Meio facial	Teste [N=19]	0.53 ± 1.31 (-0.1 ,1.16)
	Controlo [N=21]	-0.64 ± 0.35 (-0.8 ,-0.48)
	Valor P*	**< 0.0001**
CBH - Distal	Teste [N=19]	0.28 ± 1.08 (-0.24 ,0.81)
	Controlo [N=21]	-0.26 ± 0.12 (-0.31 ,-0.2)
	Valor P*	**0.028**

*Obtido utilizando o teste t para amostras independentes; os valores de p a negrito indicam significância estatística

Tabela 21: Comparação da alteração da *BBT* (mm) entre os dois grupos

Parâmetro	Grupo	Média ± DP (IC 95%) Linha de base - 12 meses
BBT no cume	Teste [N=19]	0.23 ± 0.84 (-0.17 ,0.64)
	Controlo [N=21]	0.28 ± 0.3 (0.14 ,0.42)
	Valor P*	0.803
BBT a 5 mm da crista	Teste [N=19]	0.12 ± 0.85 (-0.29 ,0.53)
	Controlo [N=21]	0 ± 0.43 (-0.2 ,0.19)
	Valor P*	0.552
BBT a 10 mm da crista	Teste [N=19]	0.12 ± 0.85 (-0.29 ,0.53)
	Controlo [N=21]	0 ± 0.43 (-0.2 ,0.19)
	Valor P*	0.907

*Obtido utilizando o teste t para amostras independentes

Tabela 22: Comparação da alteração da *RW* (mm) entre os dois grupos

Parâmetro	Grupo	Média ± DP (IC 95%) Linha de base - 12 meses
RW a 2 mm da crista	Teste [N=19]	0.23 ± 1.38 (-0.44 ,0.89)
	Controlo [N=21]	0.3 ± 0.48 (0.08 ,0.52)
	Valor P*	0.819
RW a 4 mm da crista	Teste [N=19]	0.04 ± 1.93 (-0.89 ,0.97)
	Controlo [N=21]	0.47 ± 0.39 (0.29 ,0.65)
	Valor P*	0.326

*Obtido utilizando o teste t para amostras independentes

Tabela 23: Comparação da alteração da *VD* (mm) entre os dois grupos

Parâmetro	Grupo	Média ± DP (IC 95%) Linha de base - 12 meses
VD - mesial	Teste [N=19]	0.23 ± 0.95 (-0.23 ,0.69)
	Controlo [N=21]	-0.85 ± 0.61 (-1.13 ,-0.58)
	Valor P*	**< 0.0001**
VD - distal	Teste [N=19]	0.17 ± 0.63 (-0.14 ,0.47)
	Controlo [N=21]	-0.71 ± 0.38 (-0.89 ,-0.54)
	Valor P*	**< 0.0001**

*Obtido através do teste t para amostras independentes; os valores de p em negrito
indicam significância estatística

Tabela 24: Comparação da alteração do *JS* (mm) entre os dois grupos

Parâmetro	Grupo	Média ± DP (IC 95%) Linha de base - 12 meses
JS - bucal	Teste [N=19]	1.91 ± 0.58 (1.63 ,2.19)
	Controlo [N=21]	0.74 ± 0.54 (0.5 ,0.99)
	Valor P*	**< 0.0001**
JS - palatal	Teste [N=19]	0.69 ± 0.62 (0.39 ,0.99)
	Controlo [N=21]	0.38 ± 0.35 (0.22 ,0.54)
	Valor P*	0.058
JS - mesial	Teste [N=19]	0.87 ± 0.48 (0.64 ,1.1)
	Controlo [N=21]	0.46 ± 0.39 (0.28 ,0.64)
	Valor P*	**0.005**
JS - distal	Teste [N=19]	1.16 ± 0.56 (0.89 ,1.43)
	Controlo [N=21]	0.12 ± 0.46 (-0.09 ,0.33)
	Valor P*	**< 0.0001**

*Obtido através do teste t para amostras independentes; os valores de p em negrito indicam significância estatística

Tabela 25: Comparação da alteração da *AR* entre os dois grupos

Parâmetro	Grupo	Média ± DP (IC 95%) Linha de base - 12 meses
RA	Teste [N=19]	0.36 ± 0.65 (0.05 ,0.68)
	Controlo [N=21]	-0.53 ± 0.68 (-0.84 ,-0.22)
	Valor P*	**< 0.0001**
RA	Teste [N=19]	0.05 ± 1.07 (-0.47 ,0.56)
	Controlo [N=21]	-0.68 ± 1.02 (-1.14 ,-0.22)
	Valor P*	**0.033**
RA	Teste [N=19]	0.33 ± 0.73 (-0.02 ,0.68)
	Controlo [N=21]	-0.31 ± 0.58 (-0.57 ,-0.05)
	Valor P*	**0.004**
RA	Teste [N=19]	-0.04 ± 0.65 (-0.36 ,0.27)
	Controlo [N=21]	-0.31 ± 0.53 (-0.56 ,-0.07)
	Valor P*	0.155

*Obtido através do teste t para amostras independentes; os valores de p em negrito indicam significância estatística

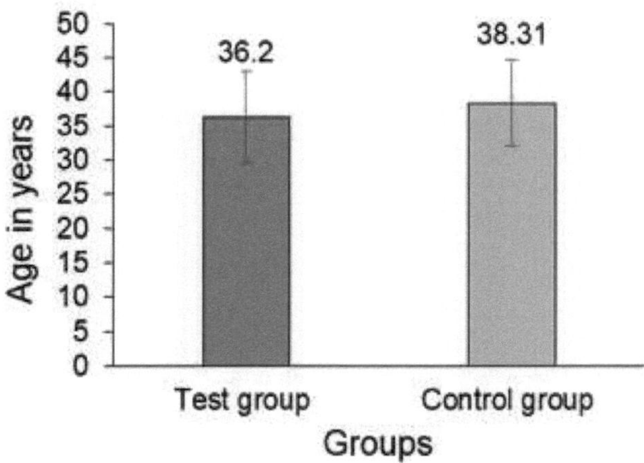

Figura 1: Gráfico de colunas com barras de erro que mostra a idade média dos doentes nos dois grupos

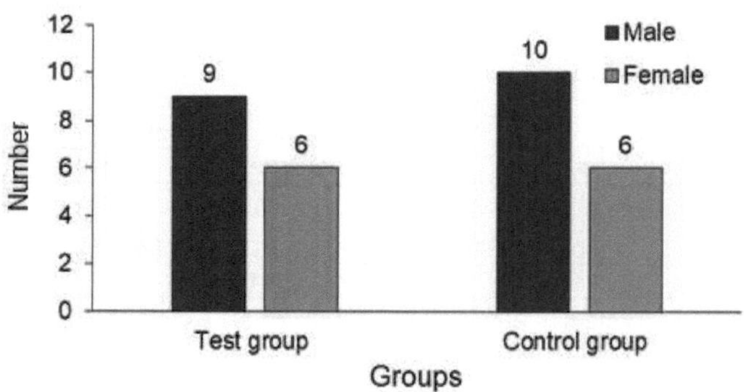

Figura 2: Distribuição dos doentes de acordo com o género nos dois grupos

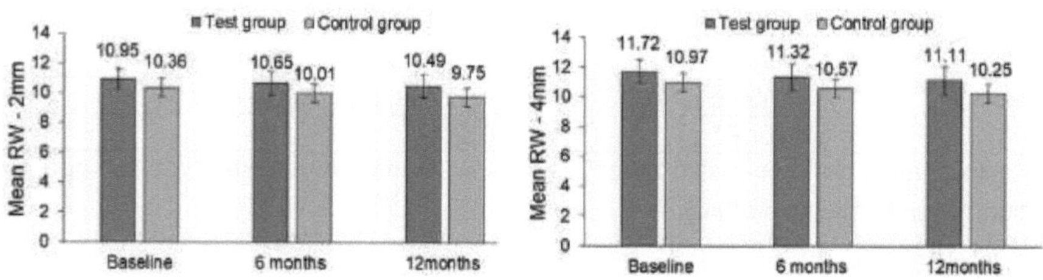

Figura 3: Gráfico de colunas que mostra os valores médios dos parâmetros nos dois grupos em função do tempo

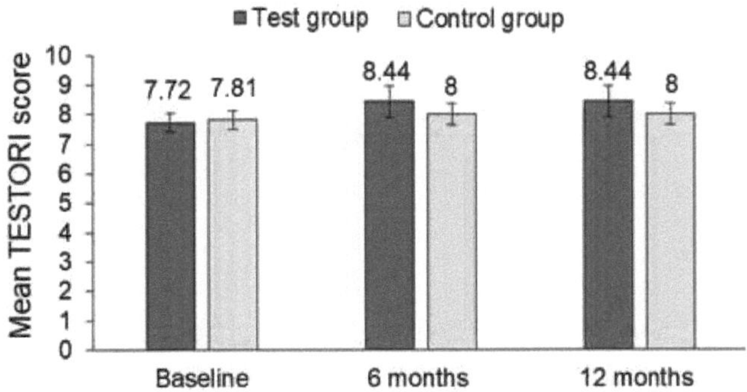

Figura 4: Gráfico de colunas com barras de erro que mostra a TS média nos dois grupos em função do tempo

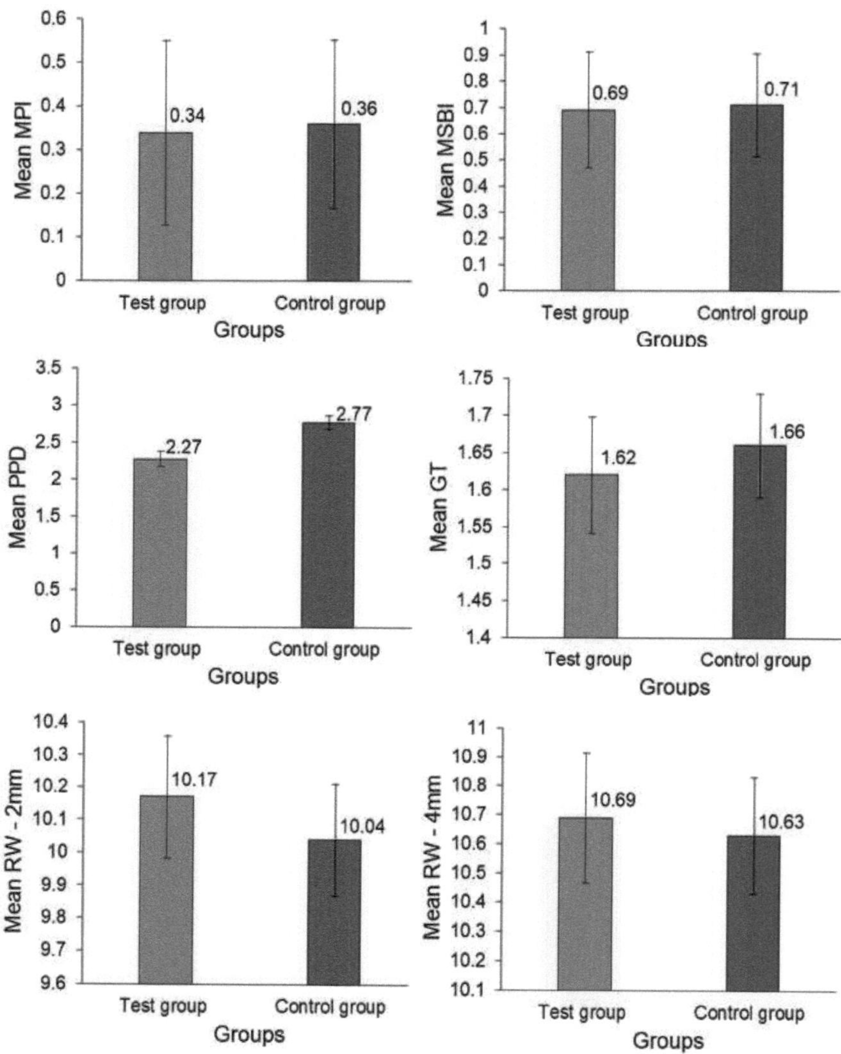

Figura 5: Gráfico de colunas com barras de erro mostrando os valores médios ajustados dos parâmetros no final de 12 meses em dois grupos

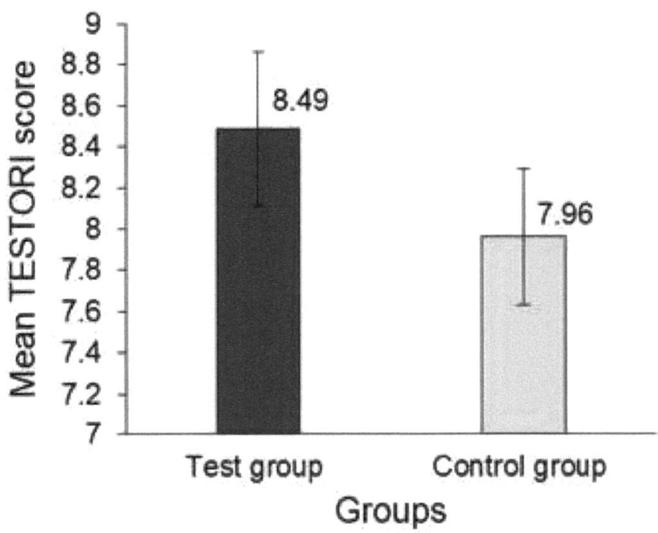

Figura 6: Gráfico de colunas com barras de erro para a TS ajustada aos 12 meses em dois grupos

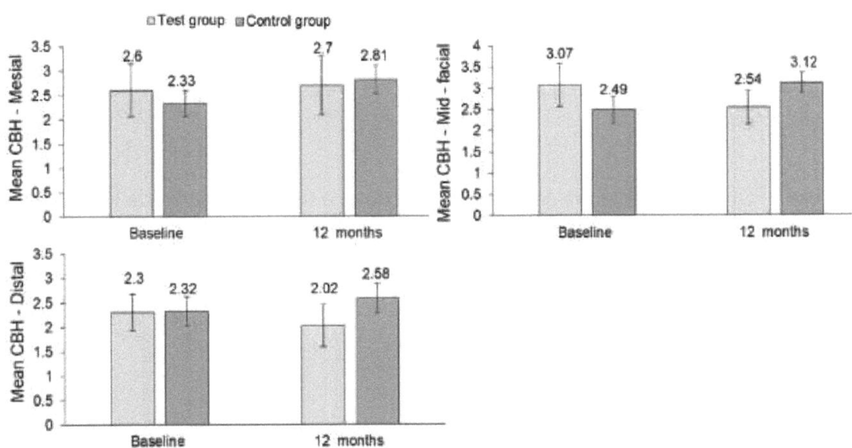

Figura 7: Gráfico de colunas com barras de erro que mostra a CBH média (mm) em dois grupos em dois momentos

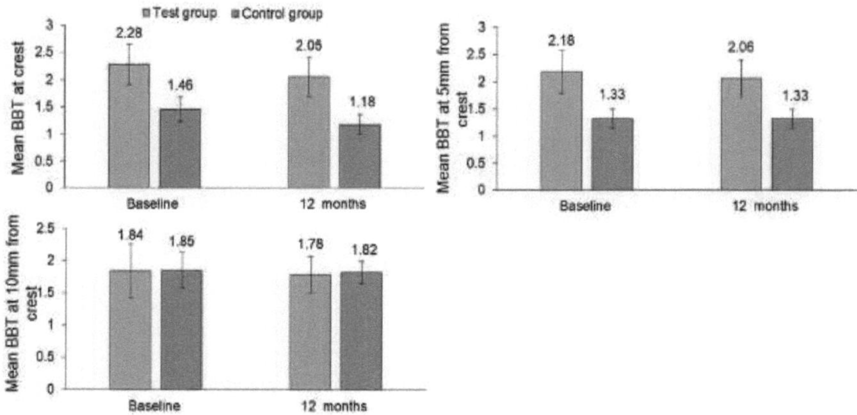

Figura 8: Gráfico de colunas com barras de erro que mostra a média de BBT (mm) em diferentes níveis em dois grupos em dois pontos de tempo

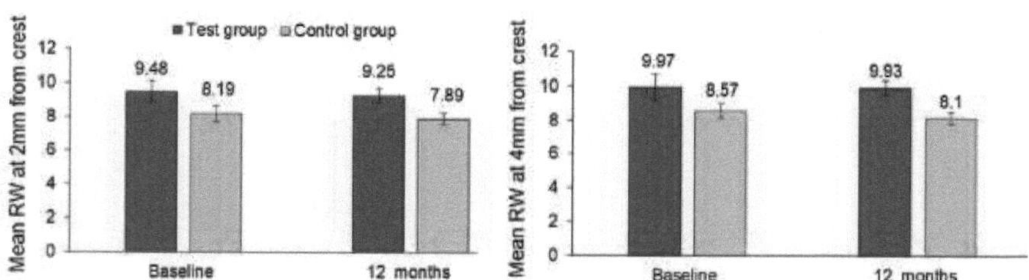

Figura 9: Gráfico de colunas com barras de erro que mostra a média de RW (mm) em dois grupos em dois momentos

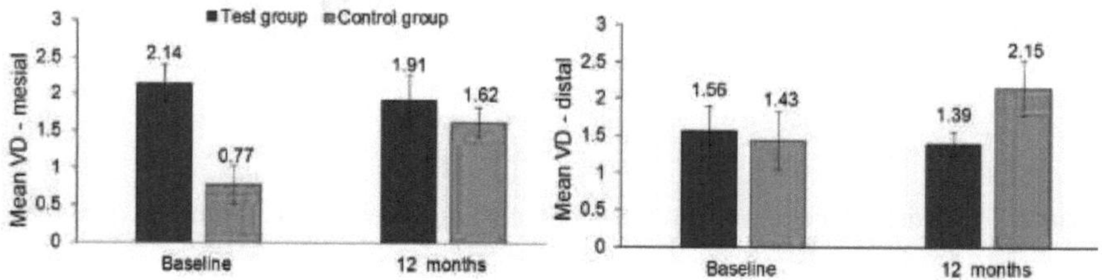

Figura 10: Gráfico de colunas com barras de erro que mostra a VD média (mm) em dois grupos em dois momentos

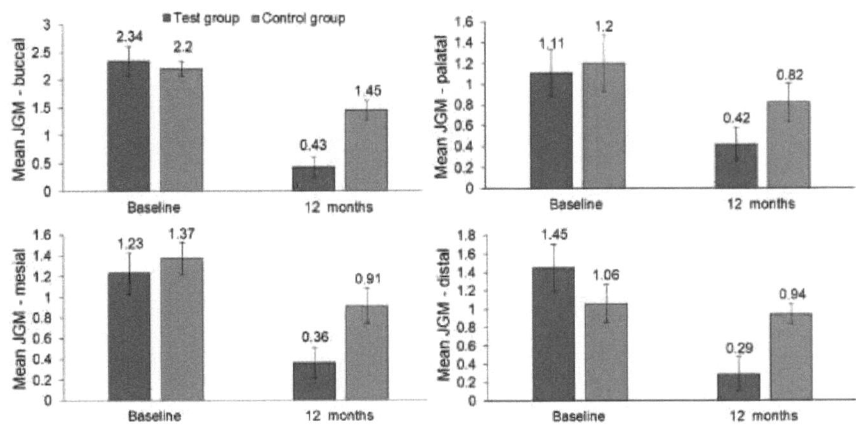

Figura 11: Gráfico de colunas com barras de erro que mostra a média de JS (mm) em dois grupos em dois momentos

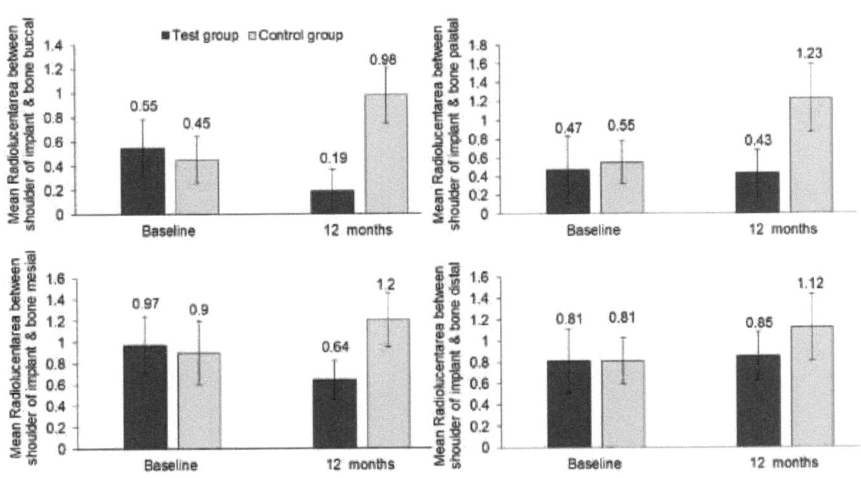

Figura 12: Gráfico de colunas com barras de erro que mostra o AR médio em dois grupos em dois momentos

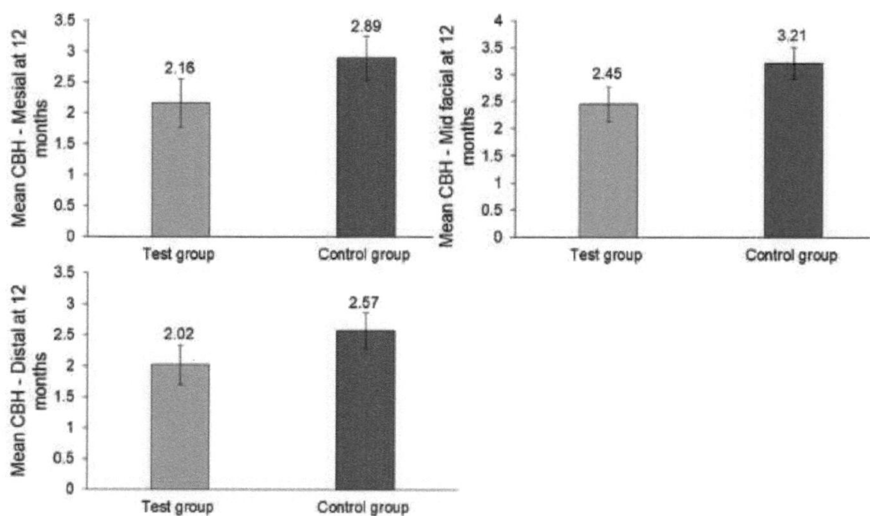

Figura 13: Gráfico de colunas que mostra a média da CBH (mm) aos 12 meses nos dois grupos após o ajuste com a linha de base

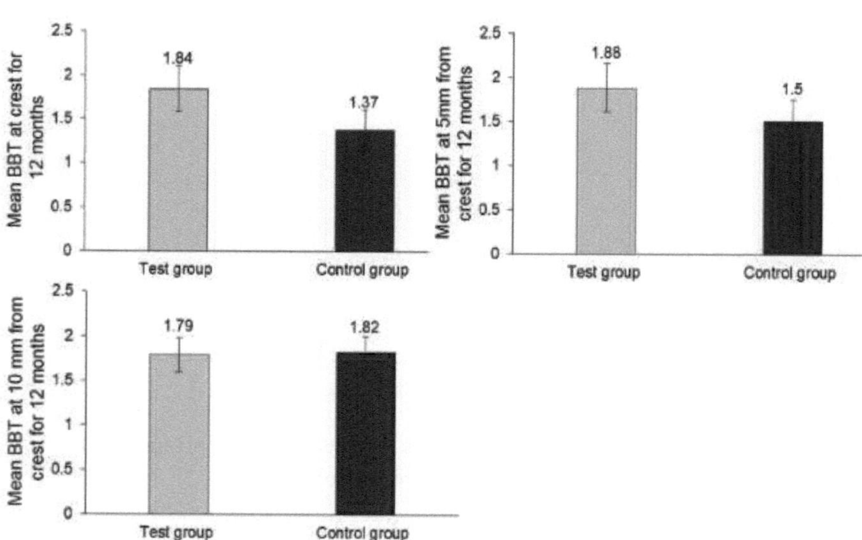

Figura 14: Gráfico de colunas com barras de erro que mostra a média de BBT (mm) nos dois grupos aos 12 meses, depois de ajustada à linha de base

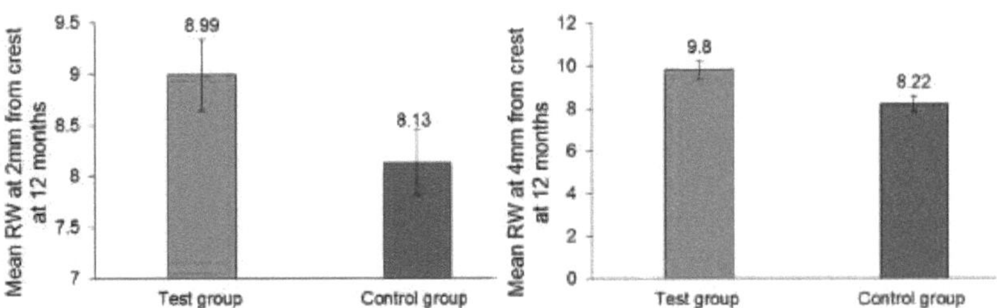

Figura 15: Gráfico de colunas que mostra a média da RW (mm) aos 12 meses nos dois grupos, depois de ajustada à linha de base

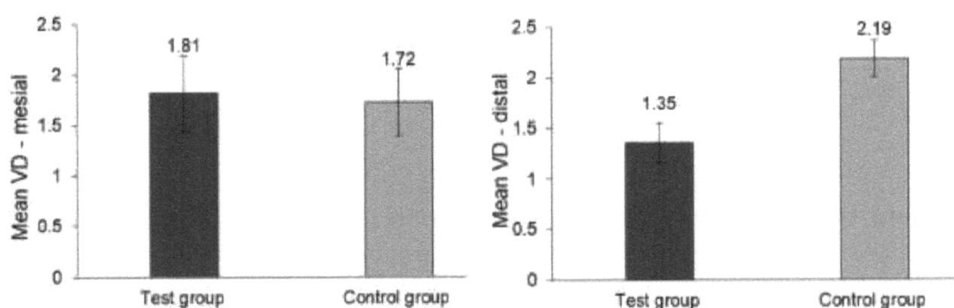

Figura 16: Gráfico de colunas que mostra a média de VD (mm) aos 12 meses nos dois grupos após o ajuste com a linha de base

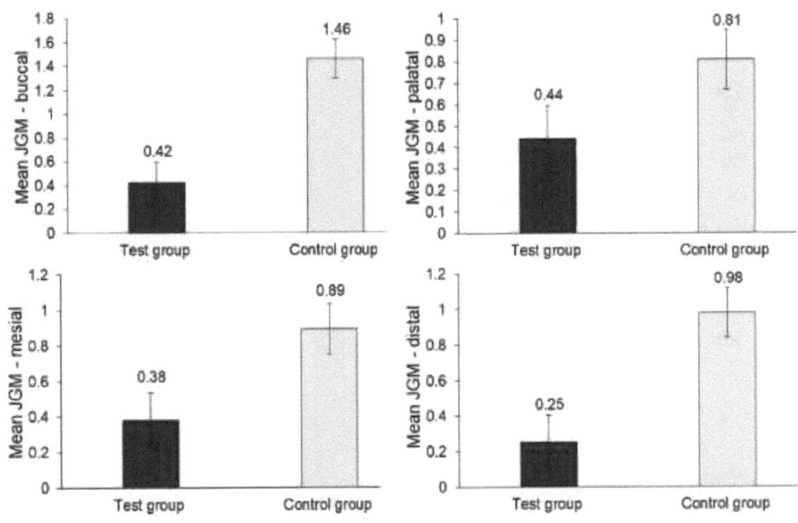

Figura 17: Gráfico de colunas com barras de erro que mostra a média de JS (mm) aos 12 meses nos dois grupos, depois de ajustada à linha de base

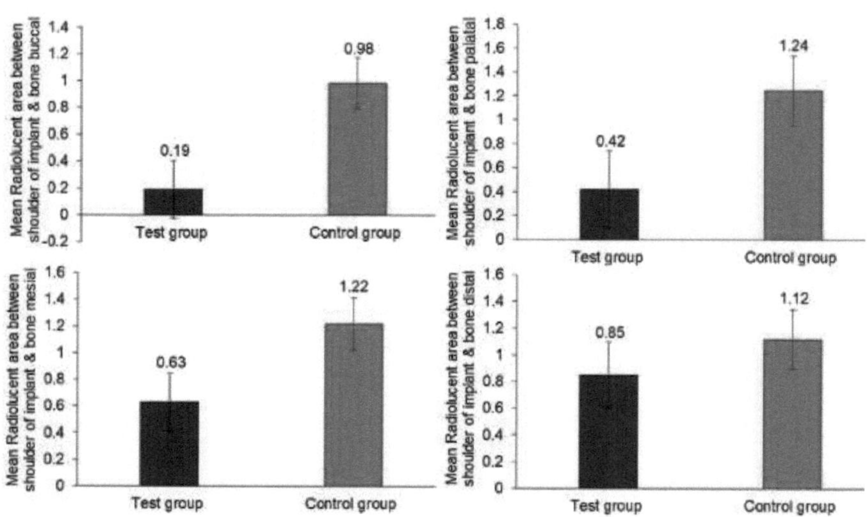

Figura 18: Gráfico de colunas que mostra a AR média aos 12 meses nos dois grupos, após ajustamento para a linha de base

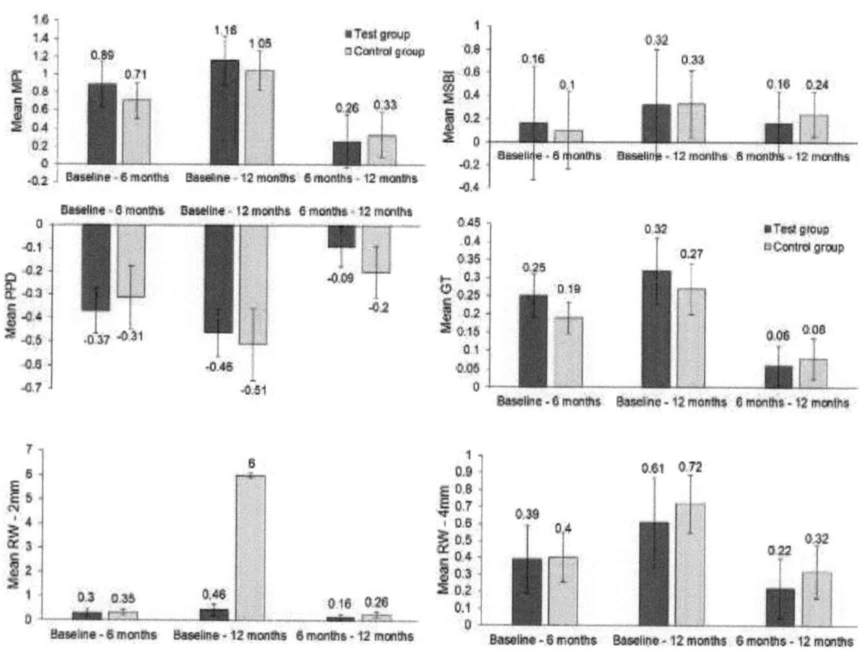

Figura 19: Gráfico de colunas com barras de erro que mostra a alteração média dos parâmetros entre diferentes momentos em dois grupos

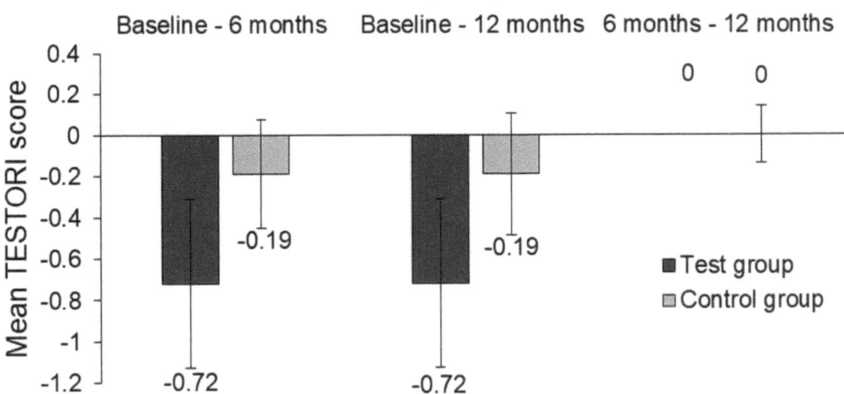

Figura 20: Gráfico de colunas com barras de erro que mostra a variação média da TS entre diferentes momentos em dois grupos

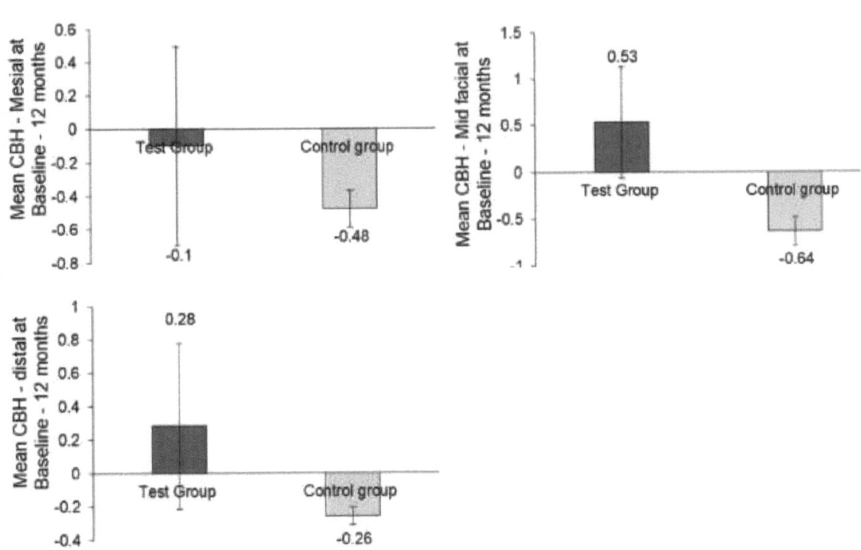

Figura 21: Gráfico de colunas com barras de erro que mostra a variação média da CBH (mm) desde o início até aos 12 meses em dois grupos

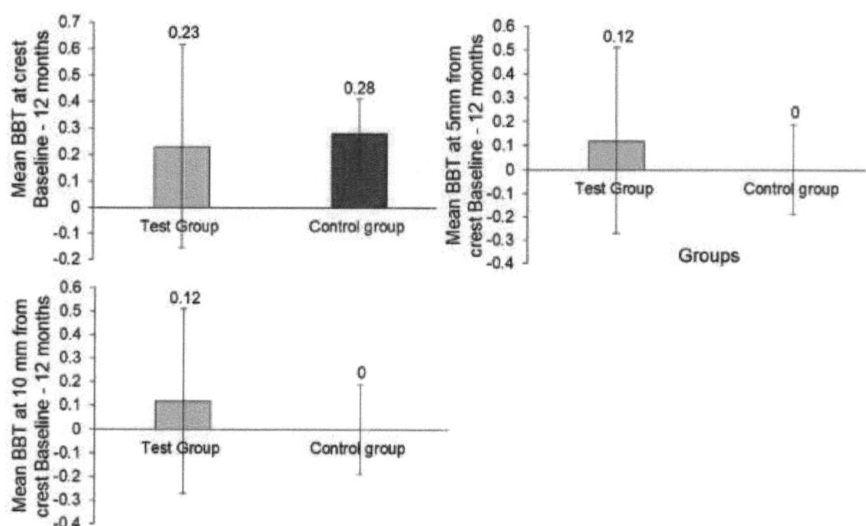

Figura 22: Gráfico de colunas com barras de erro que mostra a variação média da TCB (mm) desde o início até aos 12 meses em dois grupos

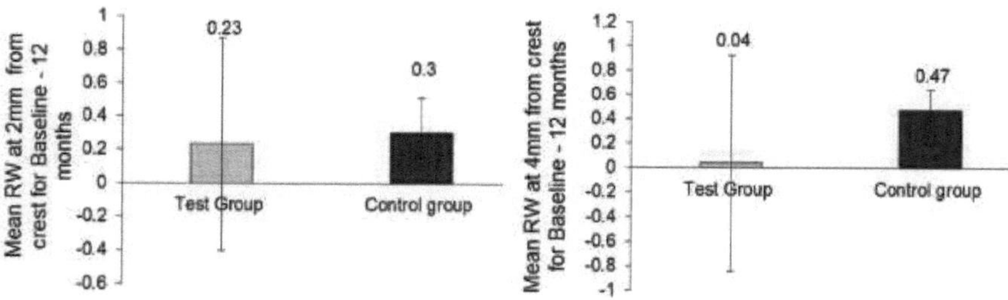

Figura 23: Gráfico de colunas com barras de erro que mostra a alteração média da RW (mm) desde o início até aos 12 meses em dois grupos

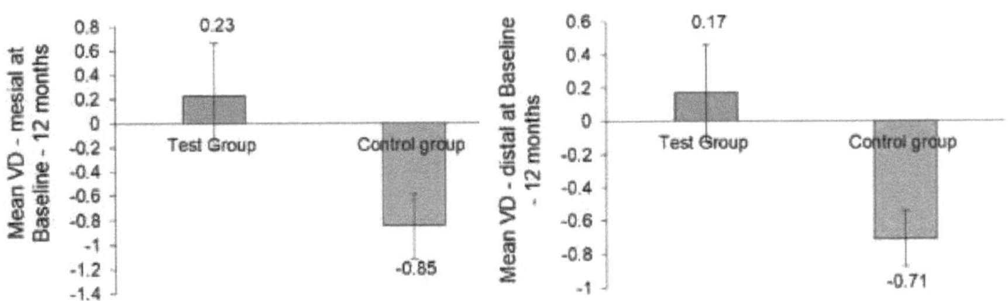

Figura 24: Gráfico de colunas com barras de erro que mostra a variação média da VD (mm) desde o início até aos 12 meses em dois grupos

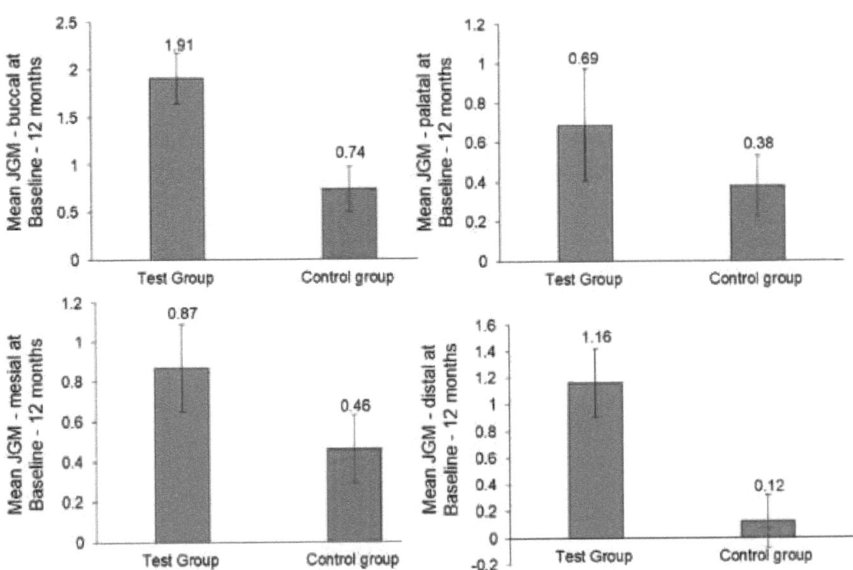

Figura 25: Gráfico de colunas com barras de erro mostrando a variação média em JS (mm) desde o início até 12 meses em dois grupos

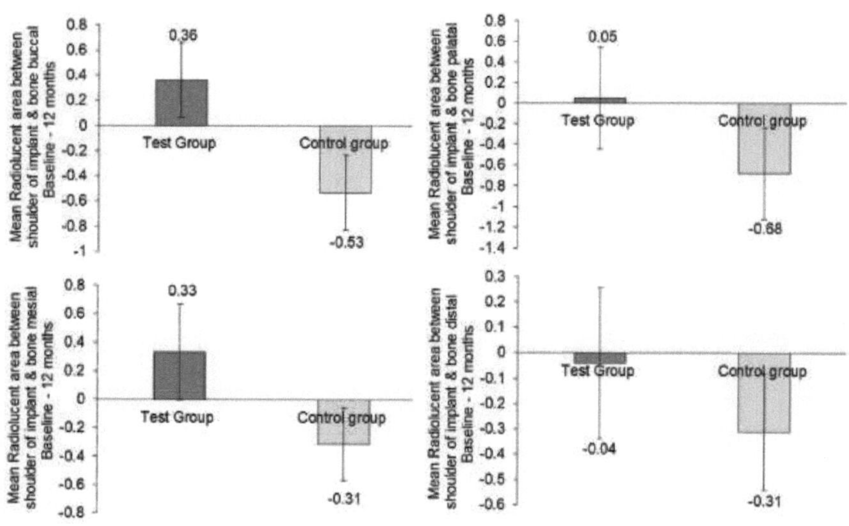

Figura 26: Gráfico de colunas com barra de erro que mostra a variação média da AR desde a linha de base até aos 12 meses em dois grupos

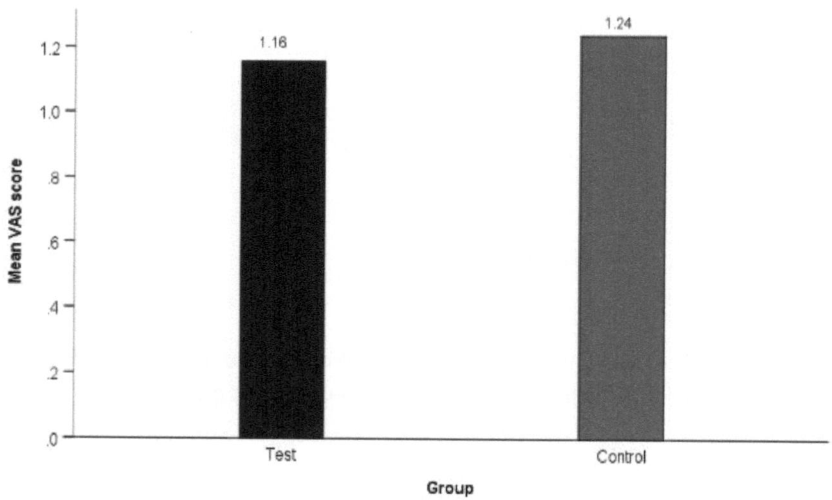

Figura 27: Gráfico de barras mostrando a pontuação média da EVA em dois grupos na linha de base

Anexos

Doente nº.	Dados demográficos GRUPO DE TESTE n=19		
	Idade	Sexo	Tamanho do implante (mm)
1	22	M	5*13, 4.2*13
2	19	M	5*16, 4.2*13
3	39	M	5*11.5,
4	39	F	5*11.5
5	58	F	4.2*16, 4.2*13
6	49	M	4.2*13
7	25	M	4.2*13
8	28	F	5*13, 5*13
9	29	M	4*16
10	24	M	4.2*13
11	54	F	4.2*13
12	48	F	5*11.5
13	52	M	4.2*13
14	28	F	4.2*13
15	29	M	4.2*13

Doente nº.	Dados demográficos GRUPO DE CONTROLO n=21		
	Idade	Sexo	Tamanho do implante (mm)
1	59	M	4.2*11.5, 4.2*13
2	29	F	5*16
3	29	M	5*13, 4.2*13
4	59	F	4.2*13
5	26	M	4.2*11.5
6	27	M	4.2*13, 4.2*13
7	56	M	4.2*13
8	59	F	4.2*13
9	29	M	4.2*16, 4.2*13
10	32	M	4.2*13
11	35	F	4.2*13
12	28	F	5*11.5
13	38	M	5*13
14	42	M	5*11.5
15	37	M	4.2*13, 5*13
16	28	F	4.2*13

GRUPO DE TESTE									
LOCAL DO IMPLANTE	mPI			mSBI			PPD		
	LINHA DE BASE	6 MESES	12 MESES	LINHA DE BASE	6 MESES	12 M0NTHS	LINHA DE BASE	6 MESES	12 MESES
11	2	1	1	2	1	1	2.75	2.75	3.25
12	1	0	0	1	0	1	2	2.5	3
25	2	1	0	1	0	1	2.5	2.75	3.25
15	1	1	0	0	0	0	2.75	2.75	3
12	2	0	0	1	0	0	2.5	2.75	2.75
14	2	0	0	2	0	0	2.5	2.75	2.75
14	1	1	0	1	1	1	2.75	3	3
21	2	1	1	2	1	1	2.5	3	3
11	2	1	0	2	1	0	2.75	3	3
21	1	1	0	2	1	0	2.5	2.75	2.75
21	2	1	0	2	1	1	2.75	3	3
11	2	1	1	1	1	0	1.5	2	2
13	2	1	1	0	1	1	2	2.75	2.75
24	1	0	0	0	1	1	2.75	3	3
22	1	0	0	1	1	1	1.5	2	2
25	1	0	1	0	1	1	2	2.75	2.75
14	1	0	1	1	2	1	1.5	2	2
15	2	1	1	0	1	1	2	2.5	2.5
25	1	1	0	0	2	1	1.5	2	2

GRUPO DE TESTE											
RW						GT			TS		
LINHA DE BASE		6 MESES		12 MESES		LINHA DE BASE	6 MESES	12 MESES	LINHA DE BASE	6 MESES	12 MESES
a 2mm	a 4mm	a 2mm	a 4mm	a 2mm	4mm						
8.6	8	7.8	7	6.8	7	2	1.5	1.2	7	5	5
8.8	9.8	8.4	9	8.5	9	2.2	2	2	8	9	9
12.2	13.2	12	13	11.5	12.5	1.8	1.5	1.5	8	9	9
10.5	10.5	10	10.5	10	10.5	1.5	1.4	1.3	6	6	6
8.6	10.6	8	9	8	8	2.4	2	2	7	9	9
10.2	11.2	10.2	11.5	10.2	10.2	1.8	1.8	1.8	7	8	8
10	10	9.1	9.8	9	9.5	2	1.8	1.8	8	8	8
10.4	10.5	9.8	9.8	9.4	9.8	1.6	1.5	1.6	7	7	
12	13.2	12	13	12	13	2	1.8	1.8	8	9	9
11	13	12	13	12	13	2	1.8	1.8	8	9	9

9.8	10.8	9.4	10	9.5	10	2	1.8	1.6	8	8	8
10.6	11.4	10.2	10.8	10	10.6	1.8	1.5	1.5	7	9	9
9.8	10.2	9.6	9.8	9.4	9.8	1.5	1.2	1.2	8	9	9
11.3	12.6	11	12.5	10.9	11.8	2	1.8	1.5	8	9	9
12.4	13.6	12.3	13.5	12.2	13.4	2.2	1.8	1.6	8	9	9
13.4	13.9	13	13.5	13	13.5	2	1.8	1.6	8	9	9
12.9	13.2	12.5	13	12.4	13	1.8	1.5	1.5	8	9	9
12.7	13.5	12.5	13.2	12	13.2	2	1.8	1.8	9	9	9
12.8	13.4	12.5	13.2	12.5	13.2	2.2	1.7	1.7	8	9	9
10.947368 4	11.715789 5	10.647368 4	11.321052 6	10.489473 7	11.105263 2	1.936842 11	1.684210 53	1.621052 63	7.684210 53	8.368421 05	8.444444 444

GRUPO DE CONTROLO									
LOCAL DO IMPLANTE	mPI			mSBI			PPD		
	LINHA DE BASE	6 MESES	12 MESES	LINHA DE BASE	6 MESES	12 MONTHS	LINHA DE BASE	6 MESES	12 MESES
15	1	1	1	1	0	0	2	2.5	3
21	1	1	0	1	1	1	1.5	2	2.5
15	1	1	0	0	0	0	1.5	2	2
12	2	1	0	0	0	0	2.5	2.5	2.75
15	2	1	0	1	1	1	2.5	2.75	3
12	2	2	0	1	1	0	2.5	2.75	2.75
25	2	1	1	1	1	0	2.75	3	3
13	2	1	1	2	1	1	2.75	3	3
21	1	1	0	1	0	0	2.5	2.5	2.75
22	1	0	0	2	1	1	2	2	2.75
24	2	1	1	1	2	1	2	2.75	2.75
15	1	0	0	2	1	1	2.75	2.75	3
15	1	0	0	1	1	1	2.75	2.75	3
24	2	1	1	2	1	1	1.5	2.75	2.75
11	1	0	0	1	1	1	1.5	2	2.75
21	1	1	1	1	2	1	2.5	2.5	3
22	1	0	0	0	1	1	2.75	3	3
21	1	0	0	1	2	1	2.5	2.75	2.75
24	2	1	1	1	1	1	2.75	3	3
25	1	0	0	2	1	1	2.5	2.75	2.75
24	1	0	0	0	1	1	1.5	2	2

<table>
<tr><td colspan="12" align="center">GRUPO DE CONTROLO</td></tr>
<tr><td colspan="6">RW</td><td colspan="3">GT</td><td colspan="3">TS</td></tr>
<tr><td colspan="2">LINHA DE BASE</td><td colspan="2">6 MESES</td><td colspan="2">12 MESES</td><td>LINHA DE BASE</td><td>6 MESES</td><td>12MÊSES</td><td>LINHA DE BASE</td><td>6MÊS</td><td>12 MESES</td></tr>
<tr><td>2MM</td><td>4MM</td><td>2MM</td><td>4MM</td><td>2MM</td><td>4MM</td><td></td><td></td><td></td><td></td><td></td><td></td></tr>
<tr><td>10.2</td><td>10.7</td><td>9.8</td><td>10.5</td><td>9.8</td><td>10.2</td><td>1.8</td><td>1.8</td><td>1.6</td><td>7</td><td>8</td><td>8</td></tr>
<tr><td>8.9</td><td>9.3</td><td>8.4</td><td>8.9</td><td>8</td><td>8.5</td><td>2.2</td><td>2</td><td>1.8</td><td>7</td><td>7</td><td>8</td></tr>
<tr><td>12.6</td><td>12.3</td><td>12.4</td><td>12</td><td>12</td><td>11.8</td><td>2</td><td>2</td><td>1.8</td><td>9</td><td>9</td><td>9</td></tr>
<tr><td>11.2</td><td>12</td><td>11</td><td>11.8</td><td>10.8</td><td>11.6</td><td>1.8</td><td>1.6</td><td>1.5</td><td>8</td><td>8</td><td>8</td></tr>
<tr><td>12.3</td><td>12.1</td><td>11</td><td>11.9</td><td>11.7</td><td>12.2</td><td>2</td><td>1.5</td><td>1.4</td><td>8</td><td>8</td><td>8</td></tr>
<tr><td>8.2</td><td>9.4</td><td>7.8</td><td>9.2</td><td>7.8</td><td>9</td><td>1.8</td><td>1.5</td><td>1.5</td><td>7</td><td>6</td><td>6</td></tr>
<tr><td>10.4</td><td>10.8</td><td>10.2</td><td>10.2</td><td>9.8</td><td>9.6</td><td>2</td><td>1.8</td><td>1.8</td><td>7</td><td>7</td><td>7</td></tr>
<tr><td>8.2</td><td>9</td><td>8</td><td>8.5</td><td>7.8</td><td>8.2</td><td>1.8</td><td>1.6</td><td>1.2</td><td>7</td><td>7</td><td>7</td></tr>
<tr><td>7.8</td><td>8.2</td><td>7.5</td><td>8</td><td>7.3</td><td>7.5</td><td>2</td><td>1.8</td><td>1.6</td><td>8</td><td>8</td><td>7</td></tr>
<tr><td>8.8</td><td>9.2</td><td>8.5</td><td>8.9</td><td>8.2</td><td>8.5</td><td>1.8</td><td>1.6</td><td>1.6</td><td>8</td><td>7</td><td>7</td></tr>
<tr><td>9.4</td><td>9.8</td><td>9</td><td>8.4</td><td>8.8</td><td>8.6</td><td>2</td><td>1.8</td><td>1.8</td><td>8</td><td>9</td><td>9</td></tr>
<tr><td>9.8</td><td>10.4</td><td>9.6</td><td>10.2</td><td>8.8</td><td>10</td><td>2</td><td>1.8</td><td>1.6</td><td>8</td><td>8</td><td>8</td></tr>
<tr><td>10.6</td><td>11.4</td><td>10.4</td><td>11.2</td><td>10.2</td><td>10.8</td><td>1.8</td><td>1.6</td><td>1.8</td><td>7</td><td>8</td><td>8</td></tr>
<tr><td>11.2</td><td>12.2</td><td>11</td><td>11</td><td>10.8</td><td>11</td><td>2</td><td>1.8</td><td>1.8</td><td>8</td><td>8</td><td>8</td></tr>
<tr><td>11.7</td><td>12.4</td><td>11</td><td>12.2</td><td>10.6</td><td>10.8</td><td>2</td><td>2</td><td>2</td><td>9</td><td>9</td><td>9</td></tr>
<tr><td>10.8</td><td>11.9</td><td>10.6</td><td>11.2</td><td>10.3</td><td>11</td><td>1.9</td><td>1.7</td><td>1.6</td><td>8</td><td>8</td><td>8</td></tr>
<tr><td>12.2</td><td>12.8</td><td>11.9</td><td>12.5</td><td>11.5</td><td>11.8</td><td>2</td><td>1.8</td><td>1.8</td><td>7</td><td>8</td><td>8</td></tr>
<tr><td>11.6</td><td>12.4</td><td>11.5</td><td>12.2</td><td>11.3</td><td>12</td><td>1.8</td><td>1.6</td><td>1.6</td><td>9</td><td>9</td><td>9</td></tr>
<tr><td>9.6</td><td>10.4</td><td>9.3</td><td>10</td><td>9</td><td>10</td><td>2</td><td>1.8</td><td>1.8</td><td>8</td><td>9</td><td>9</td></tr>
<tr><td>10.4</td><td>11.5</td><td>10</td><td>11.2</td><td>9.5</td><td>11</td><td>1.8</td><td>1.6</td><td>1.7</td><td>8</td><td>8</td><td>8</td></tr>
<tr><td>11.6</td><td>12.2</td><td>11.3</td><td>12</td><td>10.8</td><td>11.2</td><td>2</td><td>1.8</td><td>1.6</td><td>8</td><td>9</td><td>9</td></tr>
</table>

PONTUAÇÃO DA DOR		ÍNDICE DE SATISFAÇÃO DOS PACIENTES	
GRUPO DE TESTE	GRUPO DE CONTROLO	GRUPO DE TESTE	GRUPO DE CONTROLO
0	0	9	8
2	2	8	9
0	2	9	8
2	2	10	9
2	2	9	10
0	0	8	10
0	2	9	8
2	2	8	9
2	0	10	10
2	2	9	8
2	0	9	9
0	0	9	9
0	2	9	9
2	0	10	10
2	2	8	10
0	2	9	9
2	0	9	8
0	2	8	9
2	2	9	9
	2		9
	0		9

CBH TEST GROUP					
MESIAL		MIDFACIAL		DISTAL	
LINHA DE BASE	12 MESES	LINHA DE BASE	12 MESES	LINHA DE BASE	12 MESES
1.6	1.5	1.8	1.8	2	1.6
1.2	1.6	1.4	1.7	1	1.5
3.5	2.9	3.7	3.2	2.5	1.1
0.6	1.4	1.1	1.5	1.5	0.7
1.8	3	2.1	2.7	1.9	3
1.1	4.1	1.6	3.5	1.9	2.3
4.8	4.7	5	3.5	2.8	2.7
4.8	4.1	5	1.2	3.8	3.8
3.2	1.9	3.4	2.3	3.1	1.1
3.1	0	3.5	0.9	3.1	0
3.2	4.2	3.6	3.5	1.9	1.5
2.8	3.8	3.2	3.4	1.1	1.7
3.9	3.1	4.5	3	2.6	3.1
1.5	1.9	2.8	2.4	1.4	2.4

1.8	1.2	3	1.9	1.8	1.6
2.2	2.1	2.9	2.8	1.9	1.5
2.4	4	2.8	4	3.1	2.8
3.1	3.4	3.8	2.7	2.8	2
2.8	1.8	3.2	2.2	3.5	1.9

GRUPO DE CONTROLO CBH					
MESIAL		MIDFACIAL		DISTAL	
LINHA DE BASE	12 MESES	LINHA DE BASE	12 MESES	LINHA DE BASE	12 MESES
4	4.5	4	4.3	4.4	4.7
2.8	3.2	2.3	2.9	1.7	1.9
2.1	2.6	2	2.9	2.3	2.4
2	3.1	2.6	3.2	2.2	2.7
1.3	2.1	1.1	2.9	2.1	2.5
1.6	1.8	1.5	2	1.7	1.8
1.8	2.1	1.8	2.6	2.1	2.4
1.9	2.2	1.7	2.5	2.2	2.6
2.1	2.4	2	2.9	1.6	1.9
1.6	1.7	1.8	2.2	1.9	2.4
2.3	2.8	2.7	2.9	2.5	2.7
2.2	2.6	2.5	3.1	2.4	2.6
1.9	2.3	2	2.9	2.6	2.9
2.7	3.2	3	3.2	3.1	3.2
2.7	3.1	3.1	3.6	1.7	1.9
2.5	3.4	2.9	3.6	2.8	3.2
3.1	3.5	3.2	3.8	1.8	1.9
2.8	3.6	3.1	3.5	2.2	2.4
1.9	2.6	2.4	3.2	3.3	3.5
2.8	3.2	3	3.6	2.6	2.8
2.8	3	3.5	3.8	1.5	1.7

BBT TEST GROUP					
NO CREST		5 MM DA CRISTA		10 MM DA CRISTA	
LINHA DE BASE	12 MESES	LINHA DE BASE	12 MESES	LINHA DE BASE	12 MESES
0.9	2.2	0.7	1.8	1.4	2.1
1.8	1.3	1	1.1	1.5	1.3
3.2	2.7	4.2	3.6	4.7	3.6
2.1	2.8	1.7	1.9	2.5	1.8
3.2	2	3.7	1.2	0.8	1.5
2.7	3	2	1.9	1.1	1.3
3.4	3	3	2.9	1.5	2.8
2.3	2.3	2	1.9	1.3	1.4
1.8	1.4	1.9	0.8	1.5	0.9
1.5	0.8	1.7	1.7	2.1	1.8
1	1.1	1.5	2.2	0.8	1.6
1.8	0.9	1.2	1.9	1.2	1.8
2.8	1.3	2.3	1.6	1.6	2
1.9	3.5	2.4	2.1	2.7	2.2
3.4	2.8	2.8	3.6	2.8	1.8
2.4	2	2.2	3	2.2	1.6
3.6	2.2	2.1	2.4	2.4	1.8
1.7	1.8	2.5	1.8	1.6	1.1
1.9	2.2	2.6	1.8	1.2	1.7

GRUPO DE CONTROLO BBT					
NO CREST		5 MM DA CRISTA		10 MM DA CRISTA	
LINHA DE BASE	12 MESES	LINHA DE BASE	12 MESES	LINHA DE BASE	12 MESES
1.9	1.2	1.2	1.4	1.2	1.8
0.2	0	0.5	0.4	0.7	0.9
2.5	1.8	1.8	1.8	1.6	2.1
2.2	1.9	1.5	2	2	2.4
2.1	1.8	1.3	2.2	1.5	2.7
1.2	1	1.6	1.4	2.1	1.8
1.5	1.1	1.6	1.5	2.2	1.7
1.8	1.5	1.2	1.4	1.9	1.8
0.8	1.4	1.4	1.4	3.7	2.4
1.2	1.2	1.9	1.2	1.6	1.7
0.9	0.8	1.5	0.8	1.3	1.2
1.1	0.7	0.8	0.8	1.8	1.6
0.9	0.9	0.7	1.1	2.2	1.7
1.3	1.3	0.6	1.3	2.3	1.9
1.6	1.1	1.8	1.1	0.9	1.8
1.5	1.2	1.3	1.4	1.5	1.7
1.8	1.1	1.1	1.2	2.4	1.6
1.5	1.2	1.2	1.4	2.6	1.9

1.4	1.2	1.6	1.5	1.6	1.8
1.8	1.1	1.8	1.2	1.8	1.6
1.5	1.3	1.5	1.5	1.9	2.1

RW							
GRUPO DE TESTE				GRUPO DE CONTROLO			
LINHA DE BASE		12 MESES		LINHA DE BASE		12 MESES	
2mm DA CRISTA	4mm DA CRISTA	2mm DA CRISTA	4mm DA CRISTA	2mm DA CRISTA	4mm DA CRISTA	2mm DA CRISTA	4mm DA CRISTA
7.6	7.8	9	9.3	8	8.4	8.2	8.4
7.8	8.6	8.9	9.3	7.1	7.3	6.8	7.2
11.1	12	8.2	9.8	10.6	10.9	9.4	9.6
9.2	9.4	9.2	9.6	8.5	9.2	8.4	8.9
7.2	8	8.4	8.9	9.7	9.8	8.8	9
9.8	10.1	9.5	9.6	6.8	7.4	6.9	7.1
9.3	9	9.3	10	8.4	8.6	7.3	7.9
9.6	9.8	9.4	10.2	8.6	8.7	8.1	8.4
10.5	12.3	8.2	10	6.7	8.3	7.2	7.4
11.5	12.8	9.1	9.9	6.9	7.4	7.2	7.3
9.4	12.2	8.9	9.3	7.5	8.1	7.8	8.2
8.6	12.1	8.5	9	9.2	9.5	9	9.2
8.2	9.7	9	9.8	9.8	10.2	9.1	9.3
9.3	9.2	8.9	9.2	8.2	8.5	7.6	7.8
9.5	10.2	10.4	11	7.6	7.9	7	7.2
10.3	8.3	10.7	11.4	9.1	9.4	8.4	8.6
11.1	9	12	12.6	7.5	7.6	7	6.9
11.7	10.9	9	9.7	7.3	7.5	7.6	7.8
8.4	8.1	9	9.8	8.2	8.4	8	8
				7.4	7.6	7.4	7.2
				8.9	9.3	8.5	8.7

VD							
GRUPO DE TESTE				GRUPO DE CONTROLO			
LINHA DE BASE		12 MESES		LINHA DE BASE		12 MESES	
MESIAL	DISTAL	MESIAL	DISTAL	MESIAL	DISTAL	MESIAL	DISTAL
2.1	0.8	1.6	1	1.3	1.5	1.8	2.2
0.9	0.8	2.6	1.2	0	0	0.9	0.9
0.9	0	2.1	1.3	0.8	1.2	1.4	1.6
2.5	1.5	1.6	0.5	0.5	1.2	1.7	1.3
1.8	3.2	1.7	2	1.1	0.6	2.4	2.5
2.8	1.3	1.6	1.3	1.5	1.5	1.8	1.9
2.3	1.9	2	1.5	1.3	0.8	1.3	1.4
3.2	2.8	3	2.4	1.4	2.1	2.5	2.8
2.5	0.9	0.3	1.2	0	3.9	1.3	4.5
2	1.7	2.5	2	1.5	1.2	1.9	1.9
2.4	1.3	1.8	1.7	0.2	3.1	2.2	3.6
2.4	2.2	2	1.2	1.8	1.1	1.5	1.8
2.6	1.4	3.2	1.5	0.5	0.9	1.9	1.5
1.9	1.8	0.8	1.4	0	0.4	1.7	1.2
1.8	1.1	1.7	1.3	0.8	1.9	1.8	2.1
2.1	1.6	1.2	1.3	1.4	1.7	1.6	2.3
2.4	1.4	2.4	1.5	0.6	2.2	0.8	2.8
1.9	2.1	2.7	1.4	0.2	2.1	1.9	3.2
2.2	1.9	1.8	1.2	0	0.9	1	1.7
				0.7	0.6	1.6	1.5
				0.6	1.2	1.1	2.4

<table>
<tr><td colspan="8" align="center">JS TEST GROUP</td></tr>
<tr><td colspan="4" align="center">LINHA DE BASE</td><td colspan="4" align="center">12 MESES</td></tr>
<tr><td>BUCAL</td><td>PALATAL</td><td>MESIAL</td><td>DISTAL</td><td>BUCAL</td><td>PALATAL</td><td>MESIAL</td><td>DISTAL</td></tr>
<tr><td>2.5</td><td>0.8</td><td>1.1</td><td>1.1</td><td>1.1</td><td>0.8</td><td>0.2</td><td>1.1</td></tr>
<tr><td>2.7</td><td>0</td><td>1.4</td><td>1.2</td><td>1.2</td><td>0.7</td><td>0</td><td>0</td></tr>
<tr><td>3.7</td><td>1.8</td><td>1.2</td><td>0.2</td><td>1</td><td>0.6</td><td>0.2</td><td>0</td></tr>
<tr><td>3.1</td><td>1.3</td><td>0.9</td><td>1</td><td>0</td><td>0</td><td>0</td><td>0</td></tr>
<tr><td>2.5</td><td>0.6</td><td>1.4</td><td>1.4</td><td>0</td><td>0.4</td><td>0.7</td><td>0</td></tr>
<tr><td>2.2</td><td>0.9</td><td>1.3</td><td>1.5</td><td>0</td><td>0.6</td><td>0.3</td><td>0</td></tr>
<tr><td>3.4</td><td>1.1</td><td>1.5</td><td>1.7</td><td>0.8</td><td>0.9</td><td>0</td><td>0</td></tr>
<tr><td>2.1</td><td>1.2</td><td>0</td><td>1.8</td><td>0</td><td>0</td><td>0</td><td>0</td></tr>
<tr><td>1.4</td><td>0.8</td><td>1.6</td><td>1.4</td><td>0.6</td><td>0</td><td>0.6</td><td>0.8</td></tr>
<tr><td>2</td><td>0.8</td><td>1.8</td><td>2.8</td><td>0.3</td><td>0.5</td><td>0.8</td><td>1.2</td></tr>
<tr><td>2.2</td><td>1.2</td><td>0.3</td><td>1.2</td><td>0.5</td><td>0.1</td><td>0.8</td><td>0.4</td></tr>
<tr><td>2.3</td><td>0.8</td><td>1.7</td><td>1.1</td><td>0.2</td><td>0.6</td><td>0.9</td><td>0.4</td></tr>
<tr><td>2.5</td><td>1.2</td><td>1.2</td><td>2.4</td><td>0.3</td><td>0.7</td><td>0.8</td><td>0.6</td></tr>
<tr><td>2.2</td><td>1.8</td><td>1.5</td><td>1.5</td><td>0.6</td><td>0</td><td>0</td><td>0</td></tr>
<tr><td>1.6</td><td>0.9</td><td>1.3</td><td>1.6</td><td>0.5</td><td>0</td><td>0.4</td><td>0.4</td></tr>
<tr><td>2.4</td><td>2.1</td><td>1.2</td><td>1.1</td><td>0.4</td><td>0.6</td><td>0.3</td><td>0</td></tr>
<tr><td>1.9</td><td>1.1</td><td>1.4</td><td>1.9</td><td>0.4</td><td>0.7</td><td>0</td><td>0</td></tr>
<tr><td>1.9</td><td>1.4</td><td>1.3</td><td>1.5</td><td>0.8</td><td>0.8</td><td>0.4</td><td>0</td></tr>
<tr><td>1.9</td><td>1.3</td><td>1.2</td><td>1.2</td><td>0</td><td>0</td><td>0.5</td><td>0.8</td></tr>
</table>

<table>
<tr><td colspan="8" align="center">GRUPO DE CONTROLO JS</td></tr>
<tr><td colspan="4" align="center">LINHA DE BASE</td><td colspan="4" align="center">12 MESES</td></tr>
<tr><td>BUCAL</td><td>PALATAL</td><td>MESIAL</td><td>DISTAL</td><td>BUCAL</td><td>PALATAL</td><td>MESIAL</td><td>DISTAL</td></tr>
<tr><td>1.6</td><td>0.8</td><td>1.2</td><td>0.8</td><td>1.3</td><td>0.8</td><td>0.3</td><td>0.6</td></tr>
<tr><td>2.1</td><td>0.9</td><td>1.3</td><td>1.6</td><td>1.5</td><td>0.5</td><td>0.4</td><td>1.3</td></tr>
<tr><td>2.6</td><td>1.6</td><td>1.5</td><td>1.8</td><td>1.4</td><td>1.1</td><td>1.1</td><td>1.3</td></tr>
<tr><td>2.4</td><td>1.8</td><td>1.7</td><td>1.2</td><td>2.2</td><td>0.8</td><td>1</td><td>0.9</td></tr>
<tr><td>2.1</td><td>1.9</td><td>1.2</td><td>0.4</td><td>1.8</td><td>1.2</td><td>0.9</td><td>1.2</td></tr>
<tr><td>2</td><td>2.1</td><td>1.5</td><td>0.5</td><td>1.9</td><td>1.4</td><td>0</td><td>1.1</td></tr>
<tr><td>2.4</td><td>2.3</td><td>1.6</td><td>1.5</td><td>1.3</td><td>1.8</td><td>0.9</td><td>1.4</td></tr>
<tr><td>2.3</td><td>0.8</td><td>1.6</td><td>1.1</td><td>1.5</td><td>0.5</td><td>1</td><td>1.2</td></tr>
<tr><td>2.6</td><td>0.6</td><td>1.8</td><td>1.7</td><td>1.6</td><td>0.5</td><td>1.2</td><td>1</td></tr>
<tr><td>2.4</td><td>0.9</td><td>1.8</td><td>0.8</td><td>1.6</td><td>0.3</td><td>0.8</td><td>1.2</td></tr>
<tr><td>1.9</td><td>0.6</td><td>2.1</td><td>0.7</td><td>1.7</td><td>0.6</td><td>1.6</td><td>1.1</td></tr>
<tr><td>1.8</td><td>1.5</td><td>1.8</td><td>0.6</td><td>1.8</td><td>0.6</td><td>1.6</td><td>0.7</td></tr>
<tr><td>1.9</td><td>2.4</td><td>1.4</td><td>0.9</td><td>1.8</td><td>1.5</td><td>1.5</td><td>0.8</td></tr>
</table>

1.8	1.9	1.1	0.9	1.4	1.3	0.8	0.6
1.9	0.8	1.1	1.3	1.5	0.7	0.9	0.8
2.4	0.8	1.2	1.6	0.9	0.5	1.1	0.9
2.2	0.8	0.8	0.6	1.2	1	0.8	0.8
2.6	0.6	0.9	1.8	1.4	0.5	0.8	0.8
2.2	0.7	0.9	0.4	1.2	0.9	0.8	0.7
2.6	0.8	1.1	0.9	1	0.3	0.9	0.6
2.3	0.6	1.2	1.2	0.5	0.4	0.7	0.8

| RA TEST GROUP | | | | | | | |
| LINHA DE BASE | | | | 12 MESES | | | |
BUCAL	PALATAL	MESIAL	DISTAL	BUCAL	PALATAL	MESIAL	DISTAL
0.4	0	0.9	1.6	1.2	0.4	0.7	1.3
0.5	0	2.2	0	0	0.8	0.2	0.3
0	0	0	1.5	0	0	0.7	1.1
1.4	1.6	0.9	0	0.1	0.9	0.5	0
0.2	0.5	1.3	1	0	0	0	0.8
0	0.5	0.9	0	0	0.2	0.8	0
0	0	1.2	0	0	0	0.7	0.6
1.1	3	0	0	0	0	0.9	0.7
1.2	1.6	0.6	1.2	0	0	0.8	1.2
0.6	0.2	1.6	1.9	0	0	0.8	1.2
0	0.3	0	1.5	0	0	0.5	0.9
1.2	0	0.8	0.8	0.8	1.2	0.9	0.6
0	0.6	0.7	1.4	0.7	0	0.4	0.8
1.5	0	1.1	1.2	0.4	2.1	1.2	0.8
0	0.3	1.2	0.5	0	0.6	0	1.2
0.6	0	0.9	0.8	0	0.2	0.4	1.2
0.7	0	1.5	0.7	0.5	0.5	1.5	1.1
0.3	0	1.8	0	0	0.8	0.9	1.7
0.8	0.4	0.9	1.2	0	0.4	0	1.4

GRUPO DE CONTROLO RA							
LINHA DE BASE				12 MESES			
BUCAL	PALATAL	MESIAL	DISTAL	BUCAL	PALATAL	MESIAL	DISTAL
0	0.8	0.7	0.7	0.6	0.8	0.9	1.2
0	1.2	1.8	0.8	1.2	0.6	1.5	1.1
0.8	0	1	1.7	1.2	4	1.2	2.1
0.3	1.3	0.5	0.7	0.9	0.4	1.2	1.1
0	0	0.7	0.9	2.4	1	3	3.1
0.7	1.4	1	1	1.2	0.8	1.3	1.6
0	0	0	0.3	0.8	0.8	0.5	0.9
0	1.1	1.8	0.5	0.8	2	1.8	0.9
0	0.6	0	0.3	0.5	2	0.4	0.8
0.5	0.3	1.6	1.2	1	0.5	1.5	1.8
0.7	1.3	1	0.7	0	1.8	1.1	1
1	0	1.8	1.2	1.5	1.8	1.5	0.7
0	0.6	0.8	0.3	0.8	0.8	0.9	0.5
0.9	0	0	0.8	1	1.2	0.8	1
1.1	1.3	0.5	1.3	0	1.6	0.6	1.3
0.3	0	0	1.5	0.8	0.2	0.8	1.1
0	0.6	1.7	1.8	0.8	1.2	1.4	2
0.9	0.4	0	0.2	1	0.8	0.8	0.2
0	0	1.2	0	1.1	1.1	1.1	0.2
1.2	0.4	0.8	0.3	1.5	1.2	1	0
1	0.2	1.9	0.8	1.4	1.2	2	1

Formulário do historial do caso

NOME - OPD N.º -

IDADE/SEXO - DATA -

ENDEREÇO - NÚMERO DE TELEFONE -

OCUPAÇÃO -

QUEIXA PRINCIPAL -

HISTÓRIA DENTÁRIA PASSADA -

HISTORIAL MÉDICO ANTERIOR -

HÁBITO DE HIGIENE ORAL -

DENTES PRESENTES -

ACHADOS CLÍNICOS (ÁREA DO IMPLANTE):

ÍNDICE DE PLACA MODIFICADO (MOMBELLI):

Base de referência	Aos 3 meses	Aos 6 meses

ÍNDICE DE HEMORRAGIA SULCULAR MODIFICADO (MOMBELLI):

Base de referência	Aos 3 meses	Aos 6 meses

PROVA DE PROFUNDIDADE:

Base de referência	Aos 3 meses	Aos 6 meses

AVALIAÇÃO DOS TECIDOS MOLES (TS)

Parâmetro dos tecidos moles	Linha de base	Aos 3 meses	Aos 6 meses
Presença de papila mesial e distal			
Estabilidade da papila mesial e distal			
Textura dos tecidos moles peri-implantares			
Cor dos tecidos moles peri-implantares			
Contorno gengival			

ESPESSURA DA GINGIVA (em mm)

Sítio	Base de referência	Aos 3 meses	Aos 6 meses
Labial			
Palatal			

RW (UTILIZANDO O MEDIDOR DE OSSO)

RW	Na linha de base	Aos 6 meses
2 mm a partir da crista		
4 mm a partir da crista		

RESULTADOS DO TISSO Duro (Utilizando CBCT)

1)   CBH

Parâmetro	Na linha de base do CEJ			A 6 meses do CEJ		
	Mesial	Médio-facial	Distal	Mesial	Médio-facial	Distal
CBH						

2)   BBT

Sítio	Base de referência	Aos 6 meses
Em Crest		
5 mm apical à crista		
10 mm apical à crista		

3)   RW

RW	Na linha de base	Aos 6 meses
2 mm a partir da crista		
4 mm a partir da crista		

VD

	Linha de base	Aos 6 meses
Mesial		
Distal		

Quantidade de perda óssea mesial   -mm

Quantidade de perda óssea distal - mm

5) JS

Sítio	Linha de base	Aos 6 meses
Bucal		
Palatal		
Mesial		
Distal		

6) RA

Base de referência	Aos 6 meses
mm^2	mm^2

ESCALA VISUAL

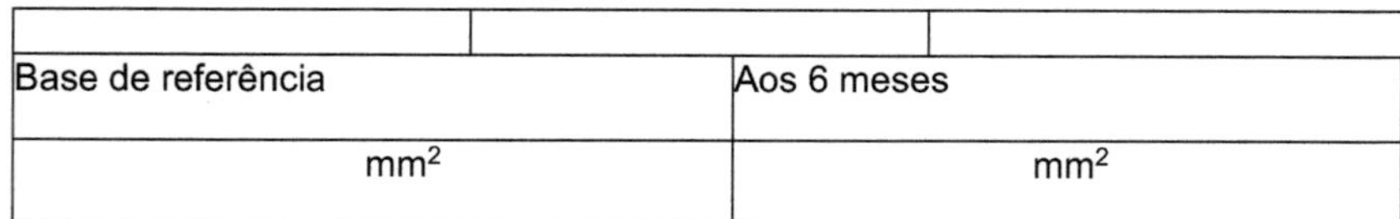

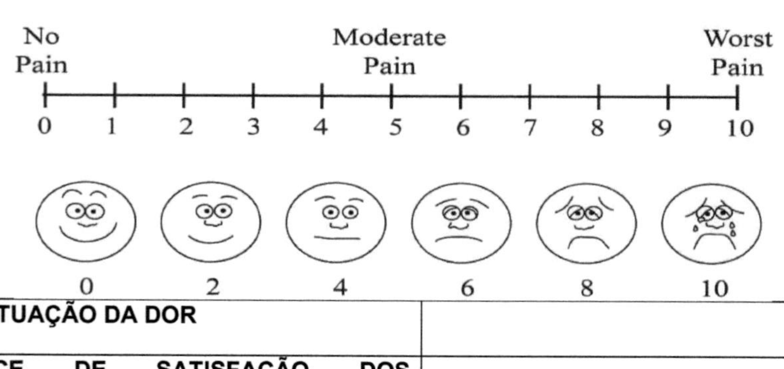

PONTUAÇÃO DA DOR	
ÍNDICE DE SATISFAÇÃO DOS PACIENTES	

(Confidencial)

Formulário de consentimento informado

Avaliação comparativa da colocação imediata de implantes e provisionalização com e sem

Enxerto ósseo enriquecido com CGF. Um ensaio aleatório controlado.

NOME: Mr./Master/Mrs./Miss.___________________________________

Residente de: ____aged _____ anos, exercendo a minha livre vontade/escolha, sem qualquer tipo de pressão/incentivo, dou o meu consentimento para que o projeto seja conduzido pela Dra. Vinisha A Bajaj

Confirmo que recebi a "ficha de informação do doente" e que o médico me informou sobre este projeto de investigação de forma adequada e suficiente para mim. Concordo em submeter-me à colocação cirúrgica de implantes dentários em mim com ou sem enxerto ósseo enriquecido com CGF). Foram-me explicados os potenciais benefícios, riscos e complicações relacionados com o material utilizado na cirurgia. Autorizo a colocação de implantes nas áreas dos dentes__________________________________. Decidi submeter-me a este procedimento depois de considerar as formas alternativas de tratamento para a minha condição, que incluem não fazer qualquer tratamento, próteses totais ou parciais, ou pontes fixas ou amovíveis. Cada uma destas formas alternativas de tratamento tem os seus próprios benefícios, riscos e complicações potenciais que me foram explicados. Concordo em permitir que sejam efectuadas radiografias, fotografias, análises ao sangue e outras investigações, conforme necessário. Estou ciente de que, em comparação com a radiografia convencional, o exame CBCT implicará uma maior exposição à radiação, mas, ao mesmo tempo, fornecerá mais pormenores sobre o local de colocação do implante, permitindo assim um melhor tratamento. Autorizo a administração de anestesia ou outros medicamentos antes, durante ou após o procedimento por pessoal qualificado. Compreendo que todos os medicamentos anestésicos ou de sedação incluem o potencial muito raro de riscos ou complicações, tais como danos em órgãos vitais, incluindo o cérebro, o coração, os pulmões, o fígado e os rins; paralisia; paragem cardíaca; e/ou morte por causas conhecidas e desconhecidas. Compreendo que existem potenciais riscos, complicações e efeitos secundários associados a qualquer procedimento dentário. Embora seja impossível enumerar todos os potenciais riscos, complicações e efeitos secundários, fui informado de alguns dos possíveis riscos, complicações e efeitos secundários da cirurgia de implantes dentários. Concordo em participar neste projeto e não misturarei quaisquer outros projectos durante o período deste ensaio. Apresentar-me-ei no hospital dentário ou noutro local onde for chamado nas datas e horas marcadas.

Certifico que li ou que o conteúdo do presente formulário me foi lido.

_________________________ ___________________________
Data Assinatura do doente/representante legal autorizado

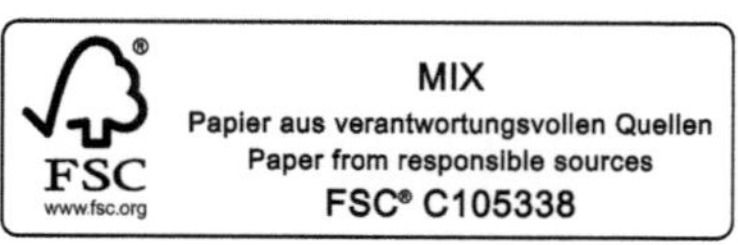

Printed by Books on Demand GmbH, Norderstedt / Germany